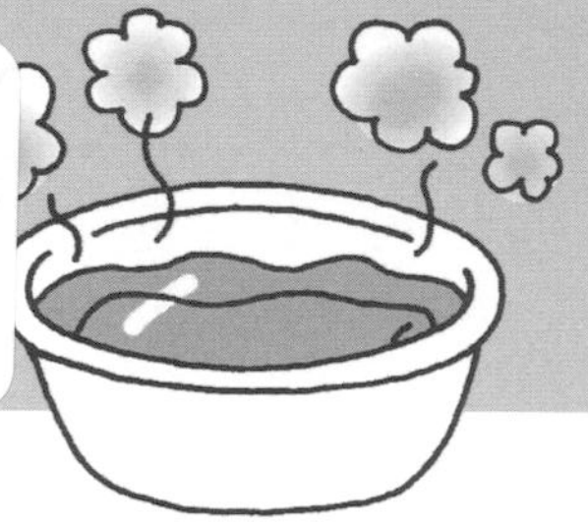

全圖解
一條毛巾治好痠痛
神奇熱敷法

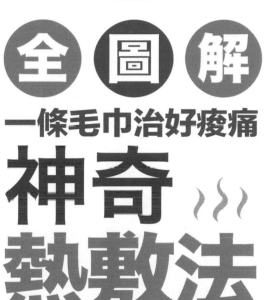

首・肩・ひざの痛みは「たった1本のタオル」で治る！
慢性痛が消える「温か療法」

吉田始史◎著　高松和夫◎監修　游韻馨◎譯

作者序

體力差、強化自癒力，只要「天天熱敷」就能改善！

我的拙著《一個動作治好腰痛》大獲好評，成為本書出版的契機。除了衷心感謝各位讀者的支持，也很榮幸能幫助許多人改善身體疼痛，重拾健康與快樂。本書以「全身各處的疼痛」為主題。不只是頸部、肩膀、腰部、膝蓋等各部位疼痛，還包括頭痛與耳鳴等，這些不適症狀總是令人煩惱又苦無解決之道。

許多人沒有生病也沒有受傷，卻長期受苦於原因不明的疼痛，這些在醫學上稱為「不定愁訴」的病例，佔醫院門診的七成。由於不定愁訴症是指不明原因的不適症狀，因此無法對症下藥，有效紓緩疼痛。換句話說，這樣的病人若因頭痛就醫，醫生也只能開頭痛藥因應，沒有其他的解決之道。

學會正確的「神奇熱敷法」，不必再忍受莫名痛症

我所成立的Day Service Gamanoho健康中心裡，也有許多原因不明而感到疼痛的長者。那些長輩的家人以及道場學生等，橫跨不同年齡層的病患，經常向健康中心的護理人員，諮詢治療疼痛的方法。

本書介紹的各種療法，是**根據個人四十年武道經歷所建構的「運動基礎理論」，以及從學醫的至親好友身上習得相關知識，基於多角化觀點和經驗研發而成**，並實際在健康中心推廣、實踐。這些方法一般人在家裡就能實行，簡單又不花費一毛錢。每當看到患者因疼痛紓緩所展現的笑容，我就會感到無比幸福。希望各位也能從本書中找到適合自己的方式並確實執行，親身感受毛巾熱敷的絕佳效果。

吉田始史

推薦序

體驗一條毛巾的「驚人熱敷力」！慢性疼痛不再找上門！

不用吃藥、花錢，最經濟實惠的自我治療法

我與作者吉田始史相識長達好幾十年。他以自己長久以來擔任武道教練與看護師的經驗為基礎，設計了方便簡易的止痛方法，不但有紮實的理論根基，文字也淺顯易懂，並且容易實行。過去我有幾次機會，擔任吉田始史著書的監修者、撰寫推薦文，他的好奇心與博學程度總是令我嘆為觀止。

書中簡單易做的神奇熱敷法，不只展現作者的獨創性，也充分體現他想要解救所有人遠離疼痛的心意。更重要的是，所有方法都不必花任何一毛錢。

我每天都要接觸許多因低體溫引發身心問題的病患，因此我很清楚兼顧身心、雙

管齊下的止痛方法有多重要。**想要擁有健全的身心，平日維持正確姿勢以及增強肌力是不可或缺的關鍵。**

現代許多人正苦於各種身心慢性失調。無論是長年接受治療卻無法痊癒的患者，或是每天吃昂貴健康食品的人、學習健康養牛法依然不見成效的人，請大家一定要試試看吉田始史提倡的「神奇熱敷法」。它不會造成經濟負擔，效果也很卓越，是所有身心失調患者的福音。

最後提醒各位：**千萬別忘記「堅持就是力量」，持續努力才能看見成效。**

高松內科診所院長
高松和夫

目錄 Contents

PART 1

「高體溫」讓你年輕10歲！

「體溫」決定年輕與活力！

PART 2

天天熱敷就能揮別疼痛！ 12個「對症止痛」熱敷健康法

PART 3

身體微恙與緊急應變

改善15個身體不適的熱敷急救點與居家伸展操

PART 4

讓身體變溫暖，疼痛就會慢慢消失

提高生熱力，趕走虛寒體質！

附錄

【神奇熱敷法】使用說明

- Part 1 詳細說明熱敷法的步驟及「熱敷點」。
- Part 2 以紓緩 12 種慢性疼痛為主題。
- Part 3 介紹有效紓緩 15 個內在不適的熱敷法。
- Part 4 利用泡澡與飲食等方法，在生活中輕鬆提高體溫，然後搭配熱敷，進一步打造「不衰老的體質」。
- 附錄：人體熱敷地圖供急救速查使用。認識肌肉圖鑑可增加養生效果。

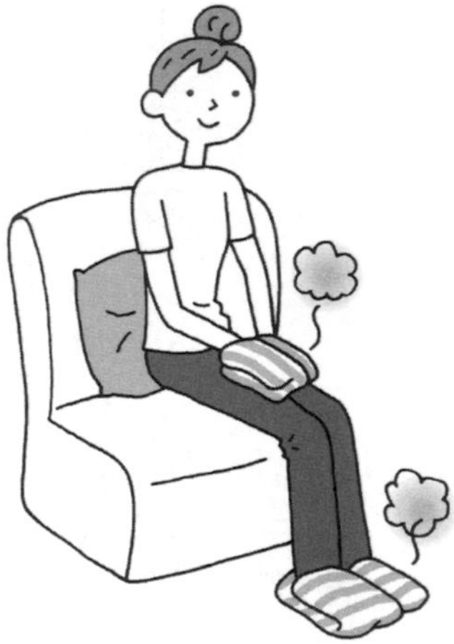

Part 1

「體溫」決定年輕與活力！

「高體溫」讓你年輕 10 歲！

你知道自己的正常體溫是幾度嗎？
肩膀嚴重痠痛、老是覺得全身無力，
「低體溫」很可能就是造成慢性疼痛的原因！

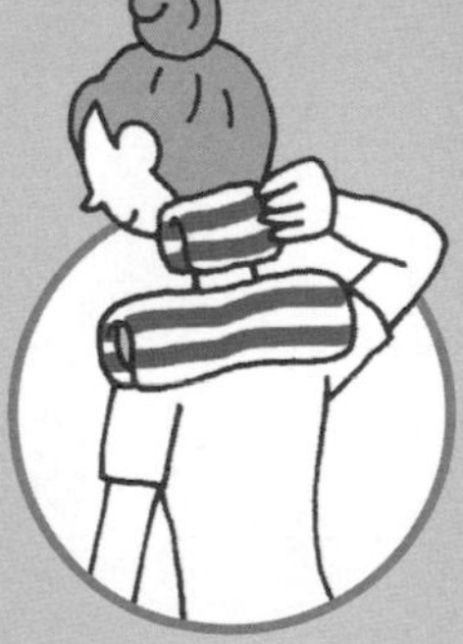

「高體溫」使人充滿活力、永保年輕

「觸摸身體會發現身體溫溫的」——很多人平時沒有特別注意，不過所有動物都有體溫，而且每種生物都有最適合生存的體溫。包括人類、狗與貓等哺乳類，以及鴿子與麻雀等鳥類，都是會維持固定體溫的「恆溫動物」，無論氣溫或室溫等環境溫度變高變低，體溫都不會改變。

相對於此，魚類、青蛙所屬的兩棲類，以及蛇代表的爬蟲類屬於「變溫動物」，會隨著環境溫度改變體溫。青蛙的體溫雖然會隨氣溫與水溫變高變低，不過除非是氣溫高到破表的炎熱夏天，否則青蛙的體溫絕對不會超過人類，所以我們觸摸青蛙才會覺得牠身體涼涼的。

●人類透過代謝生熱，超過七成五用來維持體溫

此外，動物會自己從體內產生熱量，必須不斷重複代謝才能生存，「熱量生成量＝代謝量」與生命力息息相關。一般而言，恆溫動物的代謝量為變溫動物的四倍，而且**人類透過代謝生成的熱量，超過七成五用來維持體溫**。

恆溫動物自己生成熱量的能力，遠高於變溫動物，因此恆溫動物可以不受外界環境影響，靠自己生成熱量。無法在體內生成熱量的變溫動物，則必須從外界吸收熱能，轉化成熱量維持生命活動。

有鑑於此，當周遭環境的溫度下降時，變溫動物的活動力就會跟著變差；而不受環境左右，可維持固定體溫的生理機制，就是人類擁有今日成就的原動力，亦即「生命力」。

動物用熱量維持體溫的比例

- - - 恆溫動物：哺乳類、鳥類
—— 變溫動物：哺乳類、鳥類以外的動物

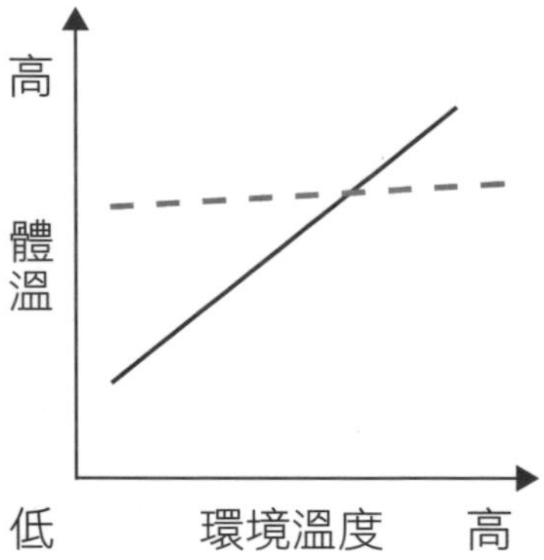

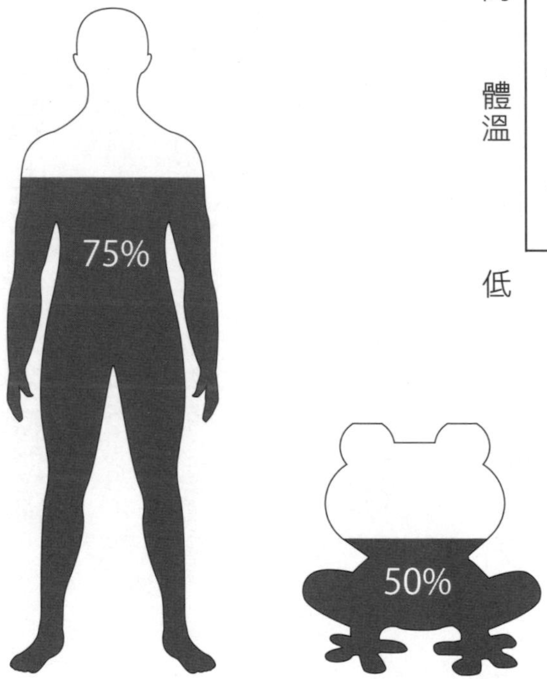

人類（恆溫動物）　青蛙（變溫動物）

「三十七度」是活化細胞、不生病的關鍵

●代謝健康的指標：體溫高於三十六・五度

除了住院病患和測量基礎體溫的女性之外，大多數人只要沒發燒就不會量體溫。體溫會因為測量部位不同而有差異，越接近身體中心，體溫越高。「檢溫」是指測量體內溫度，我們平常使用的家用體溫計是用來測量體表溫度的儀器。最常見的體溫測量方式，是將體溫計夾在腋下，只要測量得宜，也能測到接近體內溫度的數值。

健康人的正常體溫為三十六・五～三十七・一度。正常來說，兒童體溫較高，銀髮族的體溫較低。換句話說，**當代謝變差，體溫就會偏低**。一旦體溫變低，血液溫度也會跟著降低，導致血液循環越來越慢。

人體約由六十兆個細胞組成，血液除了供應細胞養分外，還要負責帶走老舊廢物。血液中的白血球更是遍行全身，驅除病毒和細菌等危害健康的「異物」，發揮重要的免疫功能。有鑑於此，當體溫下降，血液循環變差，免疫力就會降低，人便容易生病。當體溫持續低於三十五度或高過四十二度，身體各種功能就會開始失調，引發生命危險。

體溫過高過低都會危害生命，可說是判斷一個人身體狀態的「健康指標」。人類的最適體溫是三十七度左右，正負一度的範圍是維持健康狀態的體溫。只要在這個範圍內，些微的體溫降低或發熱都不會威脅生命安全。此外，**協助身體發揮作用的細胞，在三十七度左右活性最強。總結來說，只要在最適範圍內維持高體溫，就能活化細胞，維持健康。**

養成「量體溫」的習慣，為健康把關

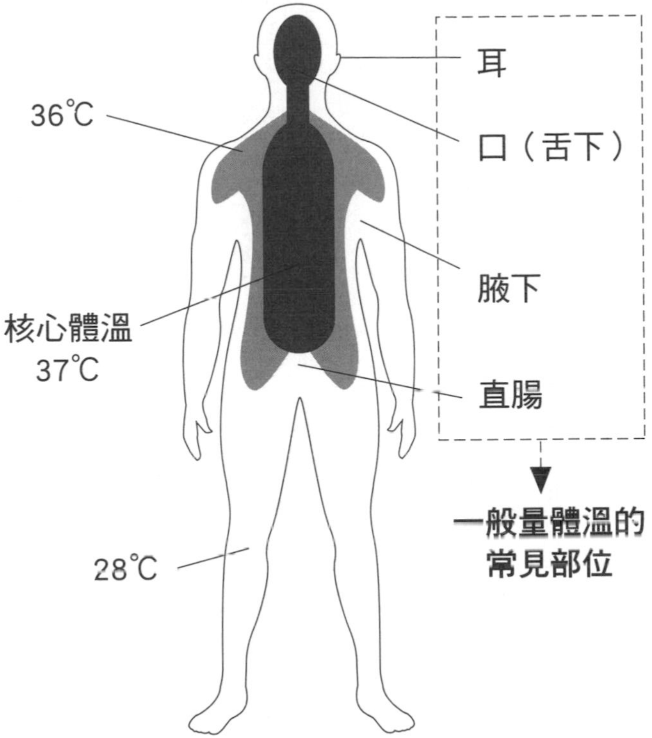

測量體溫的部位越接近身體中心，溫度越穩定。使用家用體溫計測量時，測得的數值會比體內溫度低，不過只要測量方式正確，就沒有任何問題。平日養成量體溫的習慣，不僅可以做好健康管理，還能確認提高體溫的成效。

Point 體溫會隨著測量部位與時段而有差異，量體溫時務必在**一天內的同一時間測量同一部位**，維持相同的測量條件。

醫學證實：體溫下降一度，免疫力會降低三成

●身體不舒服卻找不到原因，多數與「自律神經」有關

現今正常體溫低於三十六度的「低體溫族群」越來越多，大部分是老年人和女性。不過，這不表示年輕人與男性沒有低體溫的問題。因忙碌導致運動量不足，再加上生活環境、飲食習慣及壓力等，現代生活充斥著讓人陷入低體溫危機的負面因素。

醫學證實人的體溫下降一度，免疫力就降低三成。身體與生俱來的自然治癒力也會隨之下降，不只變得容易感冒，還會出現過敏症狀，或是感到不適遲遲無法治癒，難以維持健康狀態。

現在醫院的門診病患，有七成左右的人是因「不定愁訴症候群」求醫。**不定愁訴**

35度是健康分水嶺！低體溫＝常生病

體溫	神經	心臟・血管	呼吸	肌肉	代謝
35度以下	意識低下	末梢血管收縮	末梢血管收縮	激烈發抖	氧氣、熱量消耗增加 3～6倍
30度以下	無反應	引起心律不整	呼吸緩慢不易咳嗽	開始僵硬	氧氣、熱量消耗降低
20度以下	腦波停止	心臟功能失調	無呼吸	僵硬狀態	幾乎無法產生熱量
15度以下	腦波停止	停止心跳	呼吸停止	僵硬狀態	幾乎無法產生熱量

症候群是指原因不明的不適症狀，與自律神經息息相關。人體遍布許多神經，連結腦部且貫穿脊椎內部的「中樞神經」是所有神經的根基，從中樞神經分支出的「末梢神經」布滿身體各處。

末梢神經又分成兩種，一種是由將刺激與感覺傳達至大腦的「知覺神經」，以及接收大腦指令活動身體的「體性神經」，負責控制手腳活動與眨眼等動作。多數情況下，人可以透過自我意志控制體性神經。

另一種末梢神經則是負責調節呼吸、血液循環、消化吸收、荷爾蒙分泌、調節體溫等生命功能的「自律神經」。自律神經不受個人意志控制，但我們的呼吸與心跳從未休止，就是因為自律神經不眠不休持續運作的關係。

自律神經失調造成體溫下降，「低體溫」就是萬病之源

自律神經有「調節體溫」的作用。一旦自律神經失衡，人體就無法確實調節體溫；也就是說，只要維持穩定的自律神經平衡，就能維持最適體溫。值得注意的是，當自律神經功能異常，便會引起血液循環不良，導致體溫偏低。長期睡眠不足、工作繁重、精神壓力大的人，很容易因自律神經失調，產生各種的不適症狀與疼痛。

千萬不要小看「體溫少一度」的影響，不改善低體溫問題，自律神經失調就會引起慢性的身體不適與疼痛。隨之而來的免疫力降低也讓人容易生病、代謝遲緩、提早老化，百害而無一利。

熱敷專欄 1

虛寒體質 vs. 低體溫的不同

虛寒體質與低體溫看似相同，事實上完全是兩碼子事。一般來説，虛寒體質是指體表的一部分變冷，例如手腳冰冷，自己會有明顯的感覺。相對於此，低體溫則是指體內溫度較低，自己不會有「冰冷感」。無論哪種情形都會影響身體健康，不過相較之下，「低體溫」對健康造成的傷害比虛寒體質更嚴重。

正常體溫約36℃	**虛寒體質＝末梢神經障礙**	手腳等肢體末梢冰冷
正常體溫約35℃	**低體溫＝中樞神經障礙**	身體內部冰冷

「低溫族」自我檢測

請在下列符合描述的選項打勾

- ☐ 老是覺得身心倦怠、容易疲勞
- ☐ 曾經為了減肥不吃正餐
- ☐ 有肩膀痠痛、頭痛或便祕等任一問題
- ☐ 觸摸腹部時感到冰冷、肚臍以下特別冰涼
- ☐ 肌膚與頭髮沒有彈性、光澤
- ☐ 早上爬不起來
- ☐ 一到晚上雙腿就會水腫
- ☐ 吃很少卻容易發胖
- ☐ 動不動就感冒
- ☐ 脾氣暴躁易怒、容易情緒低落

勾選項目越多，代表你可能是「低體溫」危險族群。請運用「神奇熱敷法」努力提高體溫，重拾健康。

肌肉與內臟是「製造熱能」的大功臣

人體自給自足的生熱排行榜：肌肉、肝臟、腸胃

人體一天二十四小時都在製造熱能，大家可能很快就會聯想到，製造熱能的「燃料」是食物。但應該沒有人想過，製造熱能的工廠是身體的哪個部位。其實身體各處都在製造熱能，依照不同採樣方法所測出來的數值都不一樣，基本上「生熱力」最高的部位是肌肉、第二名是肝臟、第三名則是腸胃。

肌肉是生熱比重最高的部位，其中尤以「骨骼肌」最高。骨骼肌就是依附骨骼生長的肌肉，維持姿勢或活動身體時都要運用到骨骼肌。**當人處於靜止狀態時，肝臟等內臟的熱產量佔一半以上；運動時肌肉的熱產量則可高達八到九成。**

勤運動、維持內臟健康，就能擺脫「低體溫」

當人處於靜止狀態時（睡眠），主要由肝臟等內臟生成熱能，接著才是肌肉、大腦和骨骼。肌肉約佔體重的五成、肝臟為百分之二到三、心臟只有百分之零點五，從器官組織與體重的比例來看，可知內臟製造熱能的效率相當驚人。

腸胃會產生「攝食生熱效應」提高腸胃活動，製造熱能以促進消化。由於進食後肝臟與腸胃開始發揮作用，因此身體會出現發熱排汗的生理反應。所以如果肝臟、腸胃的功能低下，或是身體累積疲勞，生熱效應就會變差，陷入低體溫危機。

低體溫好發族群包括：因運動不足而肌肉量較少的人、身材偏瘦的人、高齡銀髮族與減肥者，這些人大多體力不佳、容易腹瀉，個性也較柔弱。

勤運動、增加肌肉量是改善低體溫最好的方法，由於肝臟與腸胃也會製造許多熱能，因此請注意日常生活習慣，避免造成內臟負擔。

提高體溫的【熱能生力軍】

身體不活動時各部位「產熱比例」

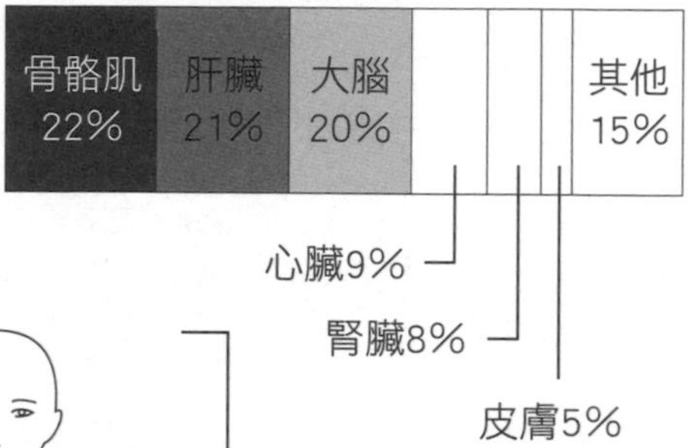

第 2 名▶肝臟
透過化學分解食物的生理機制，肝臟也會產生大量熱能。

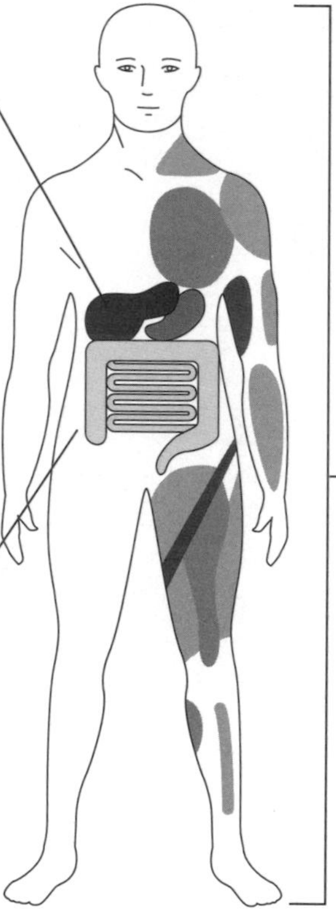

第 1 名▶肌肉
骨骼肌為了維持體溫，隨時隨地都在產生熱能。運動時，活動身體的動作會收縮全身肌肉生熱，此時肌肉的熱能產量可高達八到九成。

第 3 名▶腸胃
在消化與吸收食物的過程中產生熱能。

預防失智、強化記憶力，必須先「提高體溫」

白血球及酵素經高溫活化，能加強排毒代謝

即使體溫未低於三十六度，但只要正常體溫比以往低，就代表「身體某處的螺絲開始鬆懈」。相反的，如果正常體溫比以往高一度，最明顯的好處就是免疫力會提高好幾倍。**不只是發揮免疫功能的白血球數量增加，還能提高每一個白血球的力量，驅除更多病毒與細菌。**

會產生這樣的現象有兩大原因，第一是白血球的作用變強了；第二則是「酵素」的功效變高了。**酵素是體內代謝時，產生化學反應不可或缺的「觸媒」。**釀酒與製作味噌，以及製造藥品時都會用到酵素。事實上無論是分解食物、飲料，或是身體吸收

養分、細胞生成熱量時，全都需要酵素來觸發一連串化學反應。

酵素會在體溫三十七度開始活化，體溫越高，酵素作用越強。一般酵素都不耐熱，但人的體溫不可能超過四十八度，因此體內的酵素可以確實發揮功效。

改善循環及消化系統，可預防失智症、大腸癌

高體溫還能改善血液與淋巴液循環。淋巴液是血液中的水分從微血管滲出的組織液，負責吸附老舊廢物，排出體外。血液循環變好，會連帶使得淋巴液循環變順暢。**血液不僅能供應細胞養分，還能藉由淋巴液維持體內潔淨。**

如此一來，胃部與腸道等消化系統作用也會變強，加速排出腸內孳生的各種毒素，進而改善便祕、預防大腸癌。就功能而言，消化系統作用變強，還可激發大腦活化。若能**促進掌控記憶的「海馬迴」血液循環，不但能避免記憶力衰退，更能進一步預防老人痴呆症。**

對抗癌症，提高體溫才能增強免疫力

人體約由六十兆個細胞建構而成，這些細胞持續製造人體必需的熱量，維持生命活動。每個細胞都有細胞核，周遭圍繞著「粒線體」。雖然粒線體只是細胞內部的微小細胞器，但它的活性與數量多寡，會深刻影響人體生理運作。

粒線體的作用包括供應熱量、幫助細胞發揮作用等，對於維持生命活動有舉足輕重的地位，被形容為生命的「發電廠」。此外，**科學實驗也證實，粒線體的活動力會受到體溫高低所影響**。在體溫三十七度左右的環境下，粒線體能充分發揮作用，一旦體溫低於三十六・五度，活性就會逐漸降低，甚至死亡。

根據臨床經驗，粒線體活動力越強的人，身心狀態通常都很健康。而且已經有研究報告證實，粒線體的功效也會影響糖尿病與老人痴呆症等眾多疾病。

負責抑制癌細胞、提高免疫力的「熱休克蛋白質」

人體還有另一個與健康息息相關的「熱休克蛋白質」。當人生病或受傷，細胞內的蛋白質就會受損，引起各種症狀。熱休克蛋白質是修護損傷、治癒細胞傷害的物質，若是遇到損傷過於嚴重無法修護時，也會讓細胞死亡，避免引發癌症。

顧名思義，「熱休克蛋白質」就是對細胞加熱產生刺激（休克），即可大量生成的蛋白質。熱休克蛋白質越多，不只能將細胞修復至正常狀態，還能提高免疫力。

人體免疫系統中還有「自然殺手細胞（NK細胞）」會主動搜尋並殺死病原菌和癌細胞。**熱休克蛋白質不僅能活化自然殺手細胞，還能提出警告，發現體內有病原菌入侵，可增加免疫系統的防禦力。**

粒線體與熱休克蛋白質都必須在溫暖的身體環境中，才能發揮作用。由此可見「提高體溫」就是增強免疫力、改善不適症狀、預防生病並維持年輕的不二法門。

體力差的人，最適合用「熱敷」找回活力

「低溫族」以運動、泡澡增溫，會造成身體更多負擔

坊間有許多提高體溫的方法，有些是提高全身體溫、有些則以提高局部體溫為訴求。無論如何，溫暖身體對提高體溫絕對有幫助。

不過，提高全身體溫和提高局部體溫，各有不同功效。「泡澡」是溫暖全身最簡單的方法，泡溫水澡可讓血液流往肌膚，促進血液循環，同時提高生熱力及免疫力。此外，雖然只有短暫功效，但水壓還能提高肝功能。值得注意的是，出浴後體溫下降，這些效果也會跟著消失。

根據我的個人經驗，身體感到不適或疼痛的患者，都有低體溫的現象，或是正常

體溫比以前低。患者原本只感到輕微不適或疼痛，但為了增加肌力而做運動，卻為身體帶來更多負擔。更糟的是，連泡澡也會讓體力吃不消。其實溫暖全身需要花費不少時間和體力，並非一件簡單的事情。

從這一點來看，**「溫暖身體局部」來提高體溫比較適合沒有體力的人，以及臥病在床的老年人。**溫暖身體局部時，加溫部位的血管擴張，血液量增加，使得更多氧氣與養分聚集於該處，因此可以迅速紓緩不適與疼痛。

上述原理告訴我們，能迅速紓緩不適與疼痛的，不是藥物與手術這些「外來」力量，而是人體與生俱來的「自然治癒力」。

想提高體溫，最理想的情形就是同時採用溫暖全身與局部的方法。話說回來，對於一個身體健康的人而言，光是想到每天要做各種養生法，就會覺得很麻煩，更別說是慢性疼痛患者、體力不佳的人以及老年人了。**但現在只要溫暖身體局部，就能減輕不適與疼痛症狀，還能培養生熱力，成功打造「不衰老的體質」**。

溫暖身體的「多重抗病效果」

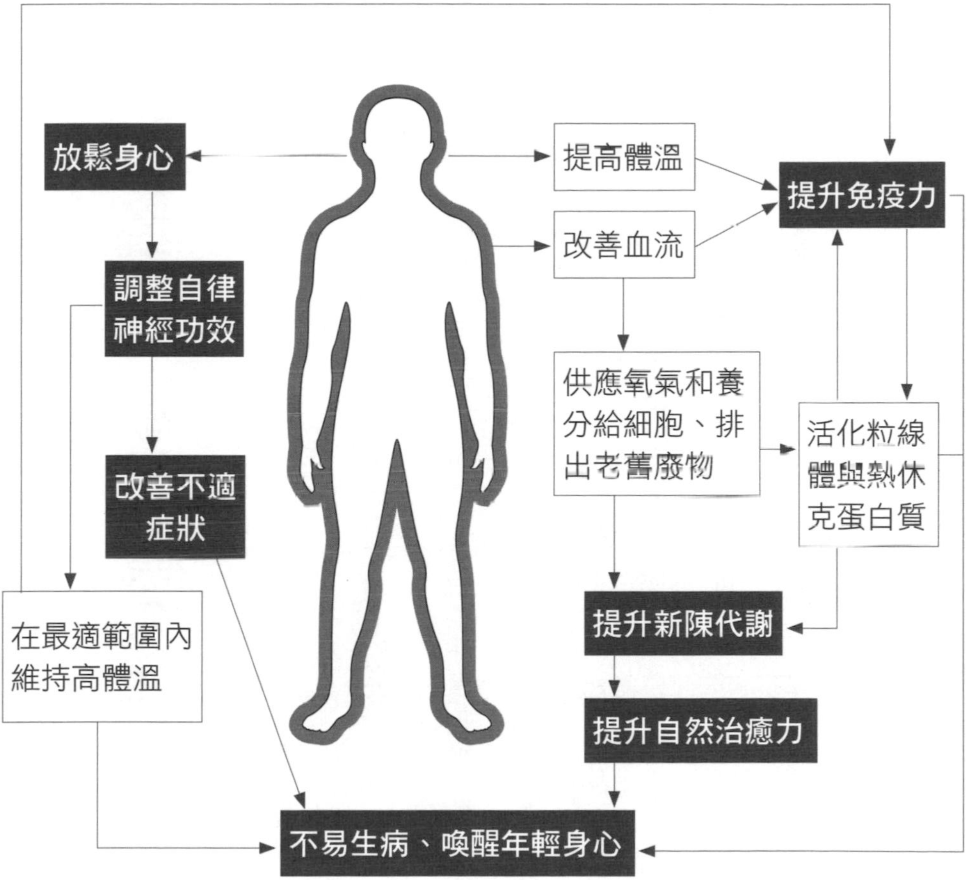

在家做「溫熱養生法」，徹底消除久痛不癒

●養成熱敷習慣，「自癒力」就不會隨著年紀降低

我長年研習武道，經常因受傷到骨科就醫，一直對某件事感到不解：在醫院治療跌打損傷時，醫生採用熱敷療傷，為什麼回到家之後，大家都是用冰敷善後？如果冰敷有助於治療跌打損傷，那麼在醫院應該也要冰敷才對。

究竟是冰敷好還是熱敷好？就連專家的看法也很分歧。不過，大多數專家都同意，降低全身溫度有害身體健康，但治療疼痛時，可視狀況採取冰敷或熱敷。

當人超過某個年齡後，一定要加強保溫，無論是溫暖全身或局部，都有助於維持身體健康。原因很簡單，因為年齡與體溫等於「生熱力」。

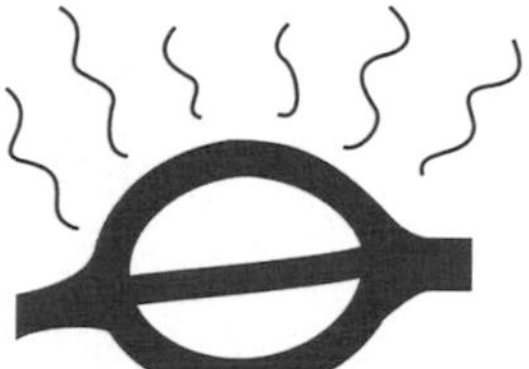

★ 熱敷

血管擴張，血液循環變好、體溫上升，持續釋放熱氣，紓緩肌肉緊張。

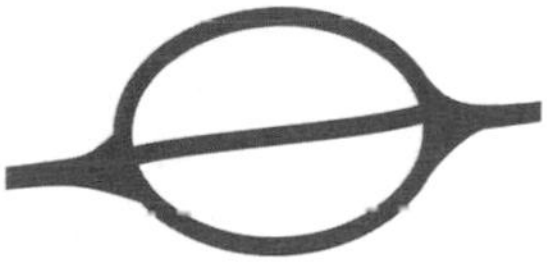

★ 冰敷

血管收縮、變細，抑制發炎症狀。由於可減少疼痛物質，因此能暫時緩解疼痛感。

隨著年齡增長，體力就會逐漸下滑。體力下滑不僅顯示肌肉量減少，也代表內臟功能低下、荷爾蒙平衡改變等生理機制老化。更重要的是，生熱力也會隨之下降，這也是人之所以年紀越大越怕冷的理由。

在我所開設的健康中心裡，所有高齡者只有一個願望——想減輕全身各處的不適與疼痛。本書介紹的「神奇熱敷法」，就是為了滿足他們的願望而研發的自我養生法。

「溫暖身體局部」就能改善健康、告別疼痛

「神奇熱敷法」屬於溫熱療法，透過加熱刺激的方式紓緩不適與疼痛部位。坊間許多溫熱療法，是用暖暖包或吹風機等隨手可得的物品熱敷，本書最大的特色則是以「長效熱敷巾」進行熱敷。只要用家家戶戶都有的毛巾，就能立刻減輕困擾已久的疼痛。

「將毛巾泡在熱水裡，擰乾後將熱毛巾敷在患部」——這個方法相當簡單，卻能有效促進全身血液循環，提高免疫力和自癒力。

【神奇熱敷法】三大特色

★ 使用家戶必備物品，立即可行

從事神奇熱敷法時，只要準備毛巾與臉盆等，家裡原本就有的物品即可。

★ 減輕慢性疼痛與不適症狀，改善全身健康

毛巾熱敷能有效改善疼痛部位與不適症狀，同時促進全身血液循環、提高體溫，也能增強免疫力與自癒力。

★ 容易持續，可確實看到效果

方法簡單又不花一毛錢，穿著衣服也能熱敷，相當適合高齡族群以及居家照護者。

★溫熱療法是溫暖身體局部、讓血液集中某處以提高自癒力的方法，因此如果同時熱敷多處部位，會降低效果。**每次針對「一個疼痛部位」熱敷，效果最好。**

★泡澡後血液會聚集在體表，此時如果將熱毛巾敷在患部，就無法達到「讓血液集中某處以提高自癒力」的目標，降低熱敷效果。有鑑於此，**泡澡後請務必間隔二～三小時，才能進行熱敷。**

【熱敷消痛】三步驟

為了方便進行，在此特別說明長效熱敷巾與熱敷點：

【長效熱敷巾】 毛巾浸泡熱水擰乾，放入耐熱塑膠袋，再用另一條乾毛巾包覆使用。

【熱敷點】 指毛巾熱敷的部位，隨著改善症狀和疼痛而不同。

Step 1

製作【長效熱敷巾】

開始熱敷前，每次都要依照第40～43頁的說明製作熱毛巾。由於是用溫度極高的熱水製成熱毛巾，進行時請小心燙傷。

Step 2

將熱敷巾放在【熱敷點】上

熱敷巾放在「熱敷點」上，溫熱特定部位，改善疼痛與不適症狀。熱敷點、熱敷方法及其他養生法，請參閱後面不同症狀的說明。

Step 3

【重複熱敷】熱敷巾冷卻後即結束

即使感覺熱敷的溫度下降，毛巾還是保有一定的熱度，此時可拿掉最外層的乾毛巾，直接讓塑膠袋接觸身體。

【神奇熱敷法】的止痛關鍵

●每次「針對一個疼痛部位」熱敷

針對一個最讓自己困擾的疼痛或症狀集中改善，最能發揮效果。如果身體多處感到疼痛或不適，請進行【提高體溫＆免疫力】永保年輕熱敷法（第46～47頁）調整自律神經，持續一段時間即可看到效果。

●用沸騰熱水製作，溫熱效果長達 30 分鐘

沒時間或不放心使用熱水時，也可以用微波爐、電鍋加熱毛巾。不過，還是建議盡量以熱水製作熱敷巾。用沸騰熱水製成的熱敷巾，溫熱效果可以持續長達30分鐘。

●可以用暖暖包取代熱敷巾

沒時間製作熱敷巾時，也可將暖暖包放在熱敷點上。唯一要注意的是，絕對不能長時間熱敷，避免低溫燙傷。

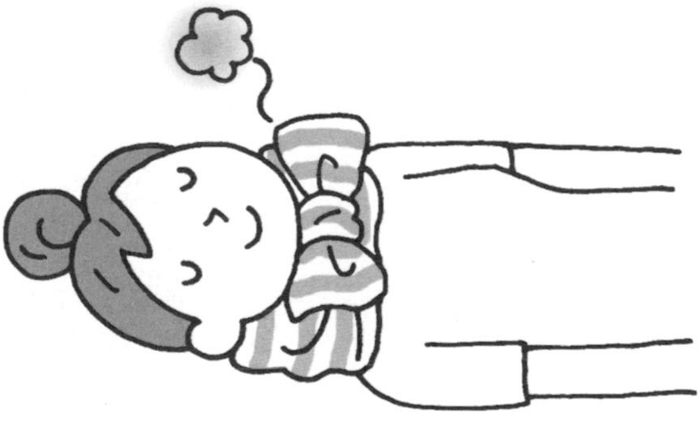

自製【長效熱敷巾】的準備物品

1 兩條毛巾
請使用百分之百純棉、大小與洗臉巾相同的毛巾。一條用來製作熱毛巾、另一條用來包覆熱毛巾。

2 一個塑膠袋
請選用可以完整包覆毛巾，而且倒入熱水也不會破損、質地較厚的耐熱塑膠袋。

3 一雙隔熱手套
可拿料理用的隔熱手套外加一個耐熱塑膠袋防水，或是使用耐熱橡膠手套，但請先套上厚棉手套，再戴上橡膠手套。

在一般大賣場都能買到，上網搜尋「隔熱手套、橡膠手套」，也能找到網購商店。

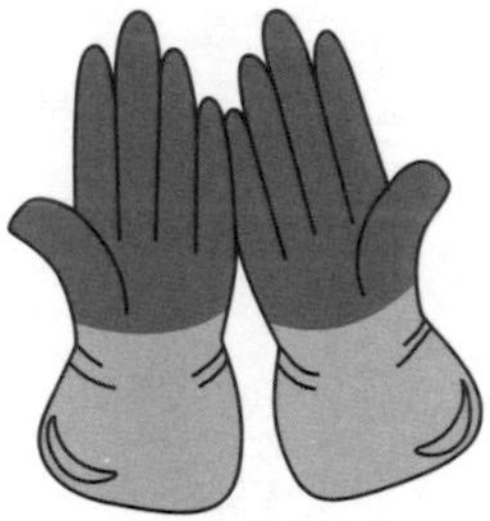

隔熱手套

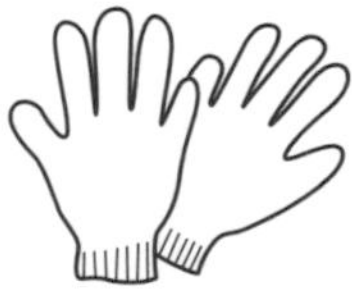

厚棉手套

＋

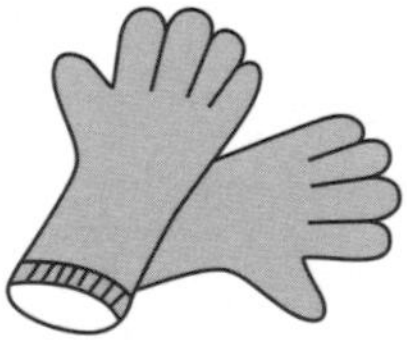

耐熱橡膠手套

用耐熱橡膠手套時，請先套上厚棉手套。為避免熱水滴進手套，建議選擇袖口較長的橡膠手套。

4 大臉盆、水盆

毛巾可以完全浸泡入水的臉盆。如果家中沒有適合的臉盆，也可直接用煮水的鍋子浸泡毛巾。

5 沸騰熱水（90～96℃）

水量為浸泡毛巾的臉盆容量。在製作熱敷巾前，煮沸熱水直接使用。

★從事熱敷法時，每一處熱敷點都要使用兩條毛巾以及一個塑膠袋，一條浸泡熱水後擰乾的毛巾、一條包覆用毛巾。如果同時有兩個以上的熱敷點，請依照實際需要，增加毛巾和塑膠袋數量。

★製作熱敷巾時，務必使用隔熱手套，小心燙傷。

★耐熱橡膠手套應選擇質地厚實的產品，如戴上手套仍覺得水溫太燙，請先套上厚棉手套，再戴上橡膠手套。製作熱敷巾過程請放輕動作，避免熱水濺到臉部、手臂，或是滴進手套裡。

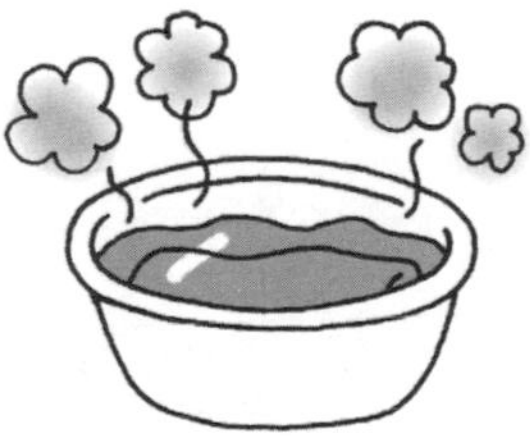

【長效熱敷巾】的製作步驟

Point1 進行毛巾熱敷法前，當場製作長效熱敷巾。

Point2 製作長效熱敷巾需要使用剛煮沸的熱水，請全程戴上隔熱手套（第 40 頁），小心操作，避免燙傷。

Step 1 將毛巾泡在熱水裡

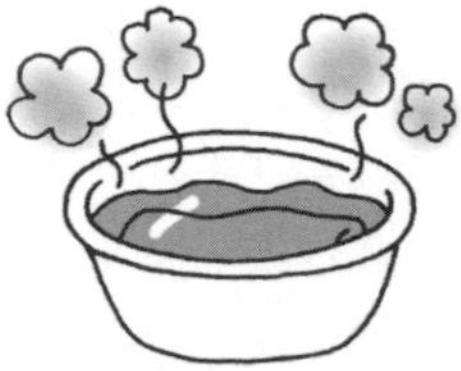

在大臉盆裡倒入剛煮沸的熱水（90～96℃），再放入需要的毛巾數量，將毛巾完全泡在熱水裡，使其充分吸收熱水。

Step 2 適度擰乾毛巾

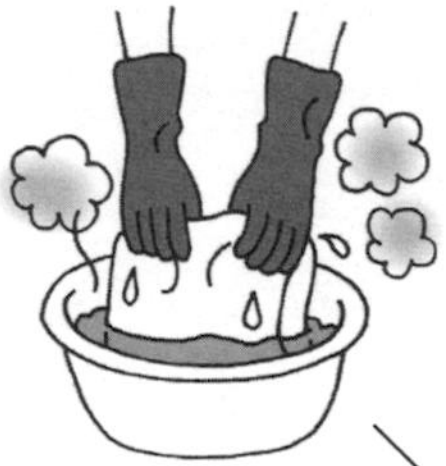

❶ 雙手戴上隔熱手套，慢慢拿出毛巾擰乾。如果將水分完全擰乾，毛巾熱度很快就會消失，因此只要稍微擰過，讓水不會滴落即可。

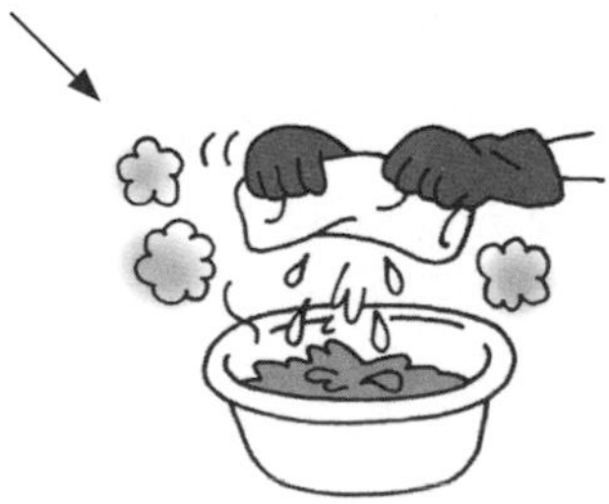

❷ 擰太乾會加速毛巾冷卻。毛巾一定要含有適度水分，放進塑膠袋裡熱水不會滴出即可。

Step 3 將毛巾放入塑膠袋並適度對折

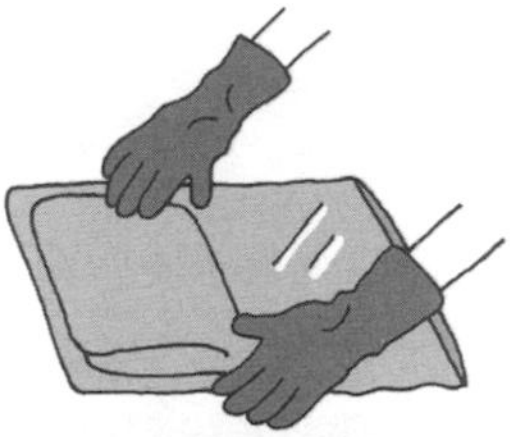

❶ 將擰過的毛巾折成二或三折，放入塑膠袋裡。

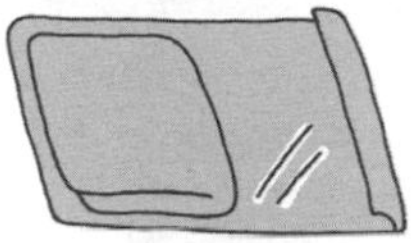

❷ 盡量擠出袋子裡的空氣，將塑膠袋的袋口往內折約 2 公分。

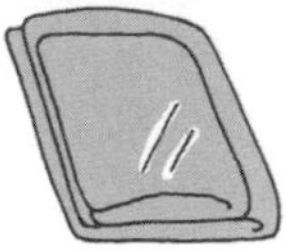

❸ 折成適合「熱敷點」的大小。

Step 4 用乾毛巾包覆

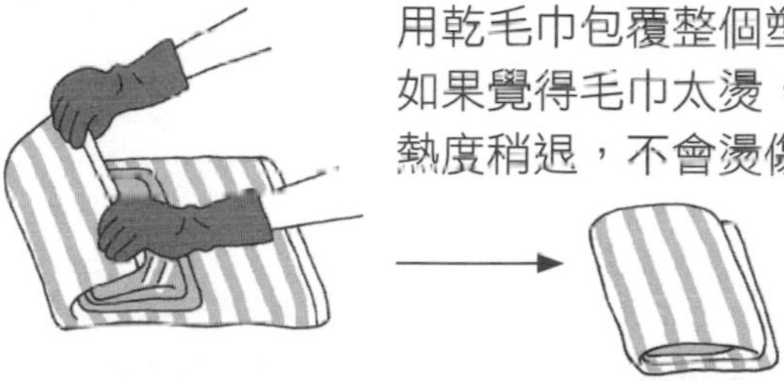

用乾毛巾包覆整個塑膠袋。戴著隔熱手套時，如果覺得毛巾太燙，請先放置一段時間，等到熱度稍退，不會燙傷時再包覆。

★ 用微波爐製作【長效熱敷巾】

1. 用水浸濕毛巾，擰乾至不滴水的程度。
2. 用保鮮膜包得鬆鬆的，放入微波爐裡，加熱1分鐘。
3. 後續步驟和使用熱水製作長效熱敷巾時相同。

Point1 加熱時間請依微波爐功率適度調整。

Point2 用微波爐做的熱毛巾，大約2分鐘就會冷卻，如果想要獲得最好的熱敷效果，每個熱敷點熱敷2分鐘後，請換另一條新的熱毛巾繼續敷，總計熱敷10分鐘。

【神奇熱敷法】重要小叮嚀

做好長效熱敷巾後，立刻開始熱敷吧！方法非常簡單，只要將熱毛巾覆蓋在熱敷點上，直到溫度冷卻為止。「熱敷點」如下圖，請參考各章節內容，對照症狀選擇適合部位。

Part 1—【提高體溫＆免疫力】永保年輕熱敷法（第46～47頁）
Part 2—12個「對症止痛」熱敷健康法（第49～137頁）
Part 3—改善15個身體不適（第139～181頁）

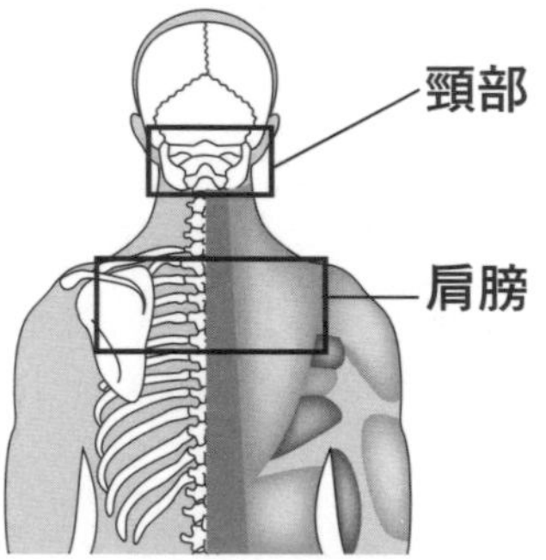

改善肩頸痠痛：

請將熱毛巾敷在「後頸」及「肩胛骨」（第73頁）上

1 放鬆身心，直到【熱敷巾】冷卻

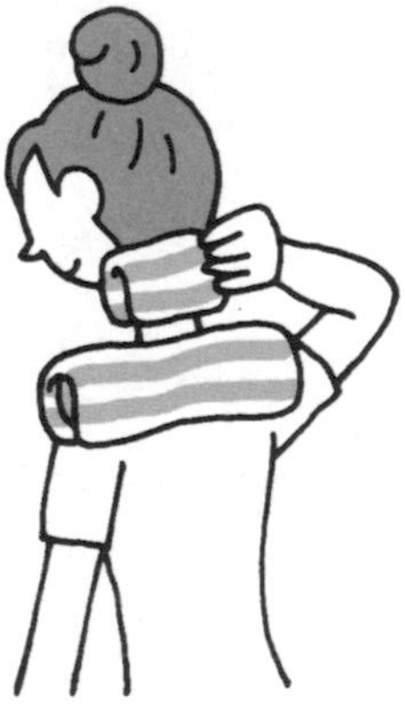

❶ 熱敷的時間沒有嚴格規定，以沸騰熱水製成的長效熱敷巾，溫熱效果可持續20～30分鐘。

❷ 熱敷巾持續發熱的時間會依氣溫與使用的水溫而改變。

❸ 熱敷巾冷卻後如果還一直放在熱敷點上，會降低熱敷消痛的效果。重複熱敷時，請換上新的熱敷巾。

2 在輕鬆的姿勢下熱敷

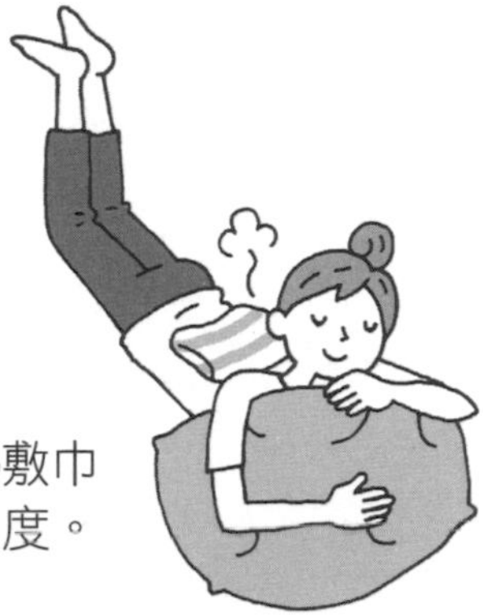

❶ 只要是自己覺得輕鬆的姿勢，無論坐著或躺著都可以進行熱敷。不用脫衣服，隔著衣服熱敷即可，但要避免穿著太厚重衣物。

❷ 如果熱敷時因穿著輕薄而覺得冷，可在熱敷巾上再披一件外衣，或利用暖氣調節室內溫度。

3 「仰躺」能充分溫熱背部的熱敷點

❶ 熱敷點位於背部時，仰躺較能維持熱敷巾的溫度，促進導熱的效果也比較好。

❷ 地板較硬時，請將熱敷巾放在靠墊、坐墊或枕頭上。

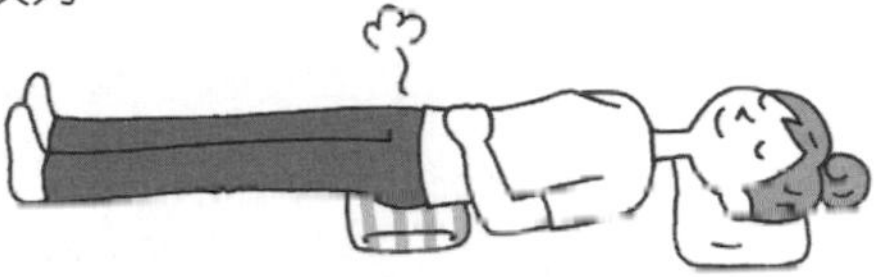

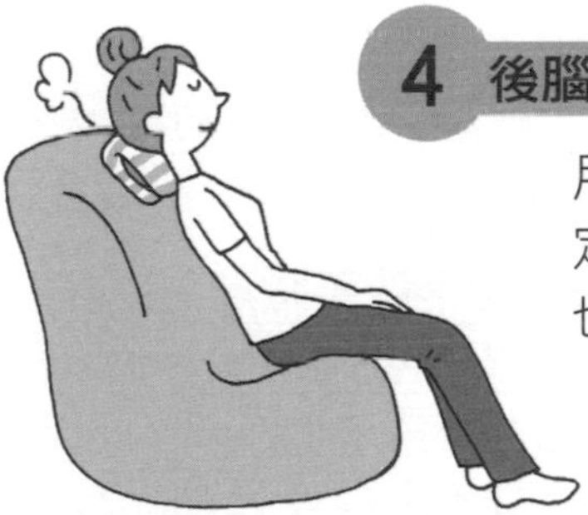

4 後腦勺與頸部用「枕頭、靠枕」輔助

用大小適中的枕頭或靠枕，稍微固定頭部，就能避免造成頸部負擔，也能讓熱敷巾緊密服貼頭頸曲線。

5 同時熱敷太多部位會降低消痛效果

想要改善多個症狀時，最好間隔一段時間。如果想紓緩二～三個症狀，請遵守下列原則：

❶ 從「下半身」的熱敷點開始　　❷ 使用「剛做好」的熱敷巾

【提高體溫&免疫力】永保年輕熱敷法

自律神經負責調節體溫，一定要維持交感神經與副交感神經兩大系統平衡運作。遺憾的是，副交感神經的作用會隨著年齡增長而減弱，交感神經則會相對變強，導致內臟功能不彰、睡眠變淺。在壓力過大、夜生活蓬勃的現代社會裡，有越來越多年輕人的自律神經失衡。

後腦勺與頸部交界的凹陷處稱為「頸窩」，位於腦幹下方，相當於延髓的位置。位於臀部股溝上方、骨盆中心處的骨骼則稱為薦骨。這兩處分別位於脊椎的上下方，脊椎中間有中樞神經通過，因此**只要熱敷頸窩與薦骨，就能活化全身功能，調整自律神經功能。**

不僅如此，**熱敷頸窩與薦骨，也能改善腰痛、生理痛、腹痛、過敏症狀、精神不安等各種症狀。**沒有低體溫或身體不適的人，也可針對後腦勺與薦骨部位進行熱敷。全身代謝變好，就能發揮相乘效果，改善其他問題，因此想要紓緩疼痛或身體不適的讀者，請在感覺舒適的狀態下熱敷這兩個部位，然後再搭配改善症狀的「熱敷點」，實施神奇熱敷法。

熱敷點　後腦勺與薦骨【脊椎熱敷法】

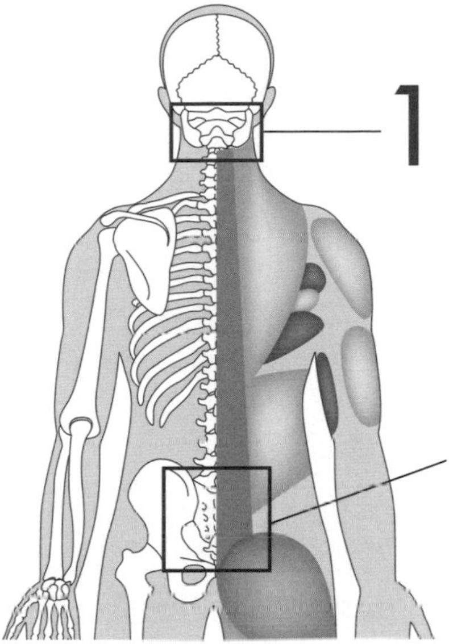

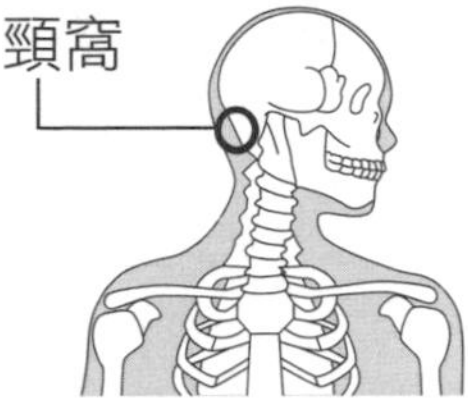

1　後腦勺

頭蓋骨與頸骨交界的凹陷處俗稱頸窩，以此處為中心熱敷。

2　薦骨

位於骨盆中央的骨骼。熱敷時，熱敷巾的大小要「完整覆蓋整個薦骨」

溫熱　在後腦勺與薦骨部位，分別放一條熱敷巾，直到冷卻為止。

↓

冷卻　趁著後腦勺與薦骨的熱敷巾溫度變冷時，製作新的熱敷巾。

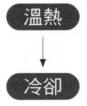

Point　不斷重複「溫熱→冷卻」的過程。利用溫熱（鬆弛）、冷卻（緊張）的過程刺激肌膚，可以紓緩肌肉，促進血液循環，每次熱敷至少重複三次以上。

熱敷專欄 2

驚！「壓力」也會讓體溫下降

日本人五十年前的正常體溫為三十六・八九度，現在的平均體溫則是三十六・二度。體溫下降原因之一就是肌肉量減少。現代人的日常運動量明顯低於五十年前，而且與過去相較，現代人的飲食生活較富饒，體格也相對變好，但整體而言，全身肌肉量卻越來越低。**當最大的熱生成器官「肌肉量」變少時，人體的生熱力就會減弱。此時體溫自然就會下降，包括免疫系統在內的各種生理作用也會引發連鎖反應。**

減輕壓力的副作用是「肌肉也會跟著減少」

現代人還有另一個更嚴重的危機「壓力」。身體天生就有各種防禦系統，當人面臨壓力時，會分泌一種可以紓緩情緒的荷爾蒙，減輕壓力反應。可怕的是，**這個荷爾蒙同時也會分解肌肉，讓肌肉變細。**換句話說，身心感受到的壓力越強，紓緩壓力的荷爾蒙就會持續分泌減少肌肉量，導致體溫降低。

總而言之，低體溫的最大原因就是肌肉量減少。提高體溫最重要的課題是溫暖身體，透過運動增加肌肉量。在固定條件下，持續測量體溫三到四天，即可掌握自己的正常體溫。最好早中晚各量一次，也就是一天測量三次體溫，總結出來的平均值就是你目前的正常體溫。

針對「後腦勺、薦骨」的熱敷法（第47頁）也有助於紓緩壓力！時間不夠時，▶可用暖暖包熱敷。

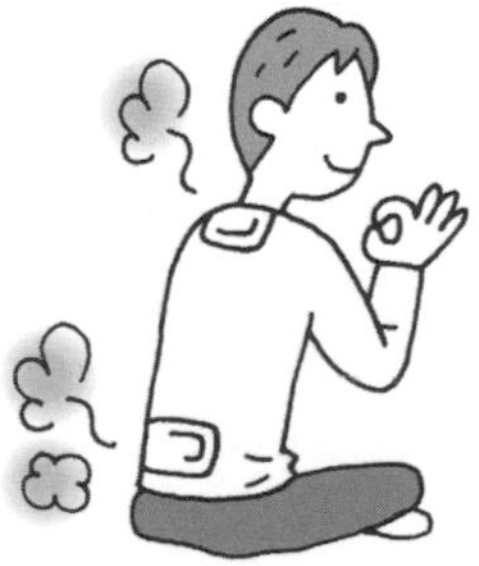

Part 2

天天熱敷就能揮別疼痛！

12 個「對症止痛」熱敷健康法

身體疼痛會影響心情，令人情緒低落。
如果想要早日擺脫惱人疼痛，
請務必利用「神奇熱敷法」紓緩痛症！

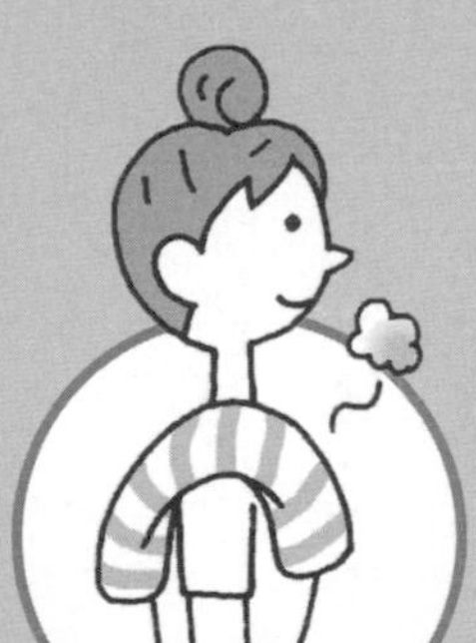

疼痛來自「大腦」，身體不會產生痛覺

神經傳達刺激給大腦，我們才會覺得「痛」

每個人都「痛」過，來找我諮詢的患者也都是疼痛的受害者，他們有些人活力充沛，卻因為膝痛痼疾長期就醫，完全不見起色；也有人從年輕時就飽受腰痛困擾。雖然每個人的「疼痛經歷」與部位不同，但大家共同的心願都是早日消除疼痛。「神奇熱敷法」就可以有效改善長年疼痛及偏頭痛等，各類原因不明卻反覆發生的痛症。

人類的痛感來自於何處？當指尖被針刺到時，大家都會感到「指尖疼痛」。不過，根據實驗結果，此時指尖的末梢神經頂多會出現麻痺反應，不可能違反知覺，產生疼痛感。事實上，疼痛的感覺來自於「大腦」。

大腦是掌管全身活動的指揮官，透過大大小小的神經系統串連身體各部位。當針刺到指尖，該部位的細胞就會壞死，進而產生感覺疼痛的物質。這些致痛物質會刺激神經，瞬間通過「脊髓」與「視丘」傳遞至大腦，最後引發痛覺。

熱敷改善自律神經，能降低大腦「誤判疼痛」的機率

大腦雖然功能卓越，但難免也會「判斷錯誤」，吃冰引起的「冰淇淋頭痛（ice-cream headache）」就是一個例子。此外，痛覺傳遞時，從刺激源到大腦的神經迴路中，無論受到刺激的是身體哪個部位，大腦都會認為這個疼痛「來自於末梢」。**因此治療慢性疼痛，如果只針對患部治療，通常很難痊癒。**此時採用「神奇熱敷法」就能改善神經傳遞疼痛的迴路，改善與痛覺密切相關的自律神經。

身體傳遞「疼痛」到大腦的生理機制

指尖　被針刺到的局部細胞壞死

↓

致痛物質 → 神經 → 骨髓 → 大腦

「致痛物質」是一種因細胞損傷而產生、傳遞痛感的物質。會與乳酸等「疲勞物質」相互作用，加劇疼痛與肌肉僵硬，造成長年疼痛。

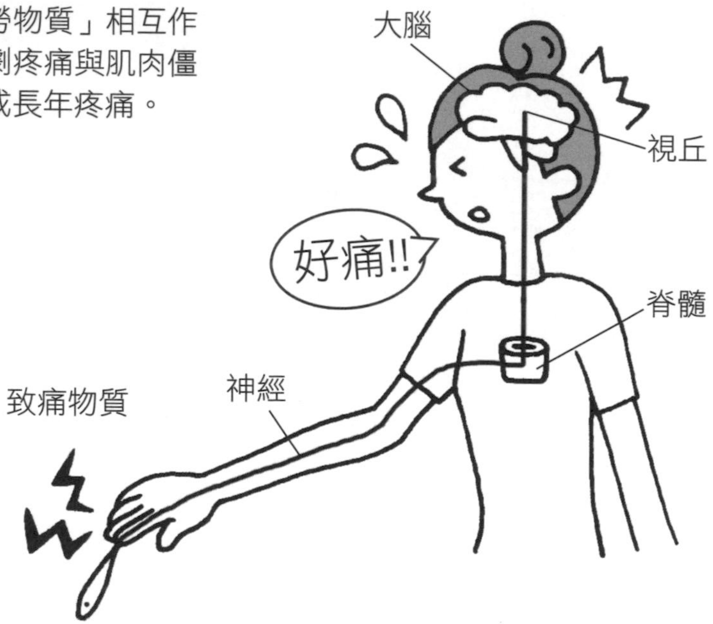

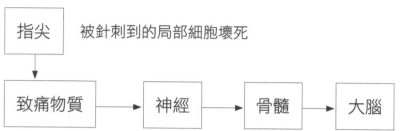

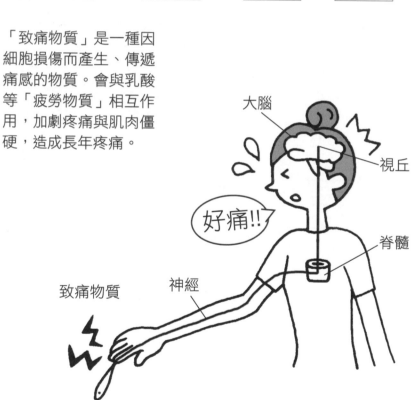

溫暖身體，可修復「自律神經」

揮之不去的疼痛感，是神經傳遞出錯了

人體天生就有避免疼痛惡化的生理機制和天然自癒力，一般來說，只要治好傷處和疾病，疼痛就會消失。不過，有時候傷處和疾病明明都痊癒了，卻持續感到疼痛；或者是接受檢查之後身體並無異狀，但還是會覺得痛。**這類不明原因引起的慢性疼痛，大部分不是身體發出的異常訊號，而是神經短路的失常現象。**通常都是神經不小心傳遞了「烙印在大腦深處的痛覺」，也就是「空包彈」。

即使如此，大腦與神經依舊十分正常。人是學習能力超強的動物，只要反覆學習，大腦海馬迴的反應就會變好，增強記憶力。處理疼痛反應的生理機制也是如此，

持續受到疼痛刺激，大腦很容易反應過度。如果長期對慢性疼痛置之不理，疼痛抑制機制就會變得越來越敏感。

●溫暖身體可修復「自律神經」，消除慢性疼痛

話說回來，怎麼做才能消除慢性疼痛？其實很簡單，只要避免神經短路即可。其中尤以自律神經最重要，**自律神經負責調整全身的生理作用，與慢性疼痛息息相關。從感冒到癌症，所有疾病都會受到自律神經影響。**

有些檢查後找不出病因的患者，醫生也會診斷為「自律神經失調」，由此可見，所有身體異常都與自律神經失調脫不了關係。

自律神經分為交感神經和副交感神經。交感神經會在一個人活動，或是感到緊張壓力的時候發揮作用；當一個人感覺放鬆、處於休息狀態或是需要修復身體時，副交感神經就會開始運作。

只要自律神經正常作用，就能保持交感神經與副交感神經平衡。天氣冷的時候提高體溫、天氣熱的時候降低體溫，維持人體恆溫也是自律神經的功能。**一旦自律神經失衡，關鍵時刻便無法順利轉換身體運作，導致體溫下降、體內冰冷。**而身體內部冰冷會引起全身不適，導致百病叢生，千萬不可掉以輕心。

自律神經失衡的原因相當複雜，包括不規律的生活作息、壓力與年齡增長引起的老化，從生理到心理層面都會產生影響，而且還可能有多重因素引發不適。

想要改善自律神經失衡，除了要調整生活作息、適度運動，**還有更簡單的方法可以調整失衡的自律神經，那就是「溫暖身體」**。下一節將仔細說明「神奇熱敷法」能維持自律神經穩定，並且同時減輕慢性疼痛的原理。

持續熱敷可以「關閉」神經，阻斷痛覺傳遞

神經設有重重關卡抑制疼痛，心情好能減輕痛覺

醫學界認為人類的「疼痛抑制機制」會紓緩過於強烈的痛覺，並適應反覆發生的疼痛。這類疼痛抑制的學說中，有一個相當知名的「疼痛閘門控制理論」，認為**末梢神經接收到疼痛訊號後，會通過許多道閘門，從脊髓神經一路傳達到大腦**。只要閘門打開，痛覺就會變強；閘門關閉，痛覺就會變弱。

閘門的開關受到許多因素左右，心理狀態、情緒也會造成強烈影響。人有喜怒哀樂等各種情緒，在此大致分成兩大類：

正面情緒 副交感神經活躍：喜悅、開心、安心、感謝、自信、滿足、心情舒暢等。

負面情緒 交感神經活躍：悲傷、痛苦、不安、厭惡、恐懼、悲觀、自卑感等。

當人產生正面情緒，脊髓閘門會關閉，幾乎感覺不到疼痛；相反的，內心充滿負面情緒時，脊髓閘門會打開，讓痛覺更強烈。生理與心理就是像這樣藉由自律神經相互影響。

慢性疼痛治不好，都是因為心理、生理相互影響

正面情緒會透過副交感神經放鬆身體；負面情緒則會刺激交感神經，導致身體緊張。當自律神經正常運作，壓抑負面情緒就能讓副交感神經活躍，紓緩身體緊張。

因慢性疼痛而長期感到身體不適，心情便容易低落，陷入負面情緒。如此一來，脊髓閘門就會打開，使得痛覺越來越敏銳。久而久之，交感神經就會佔據主導地位，導致自律神經失衡，無法順利切換交感神經與副交感神經，讓人充滿負面情緒。最後演變成疼痛閘門大開，痛覺自然變得更劇烈、難以治癒。

神經【疼痛閘門】運作方式

心情好時，由脊髓控制

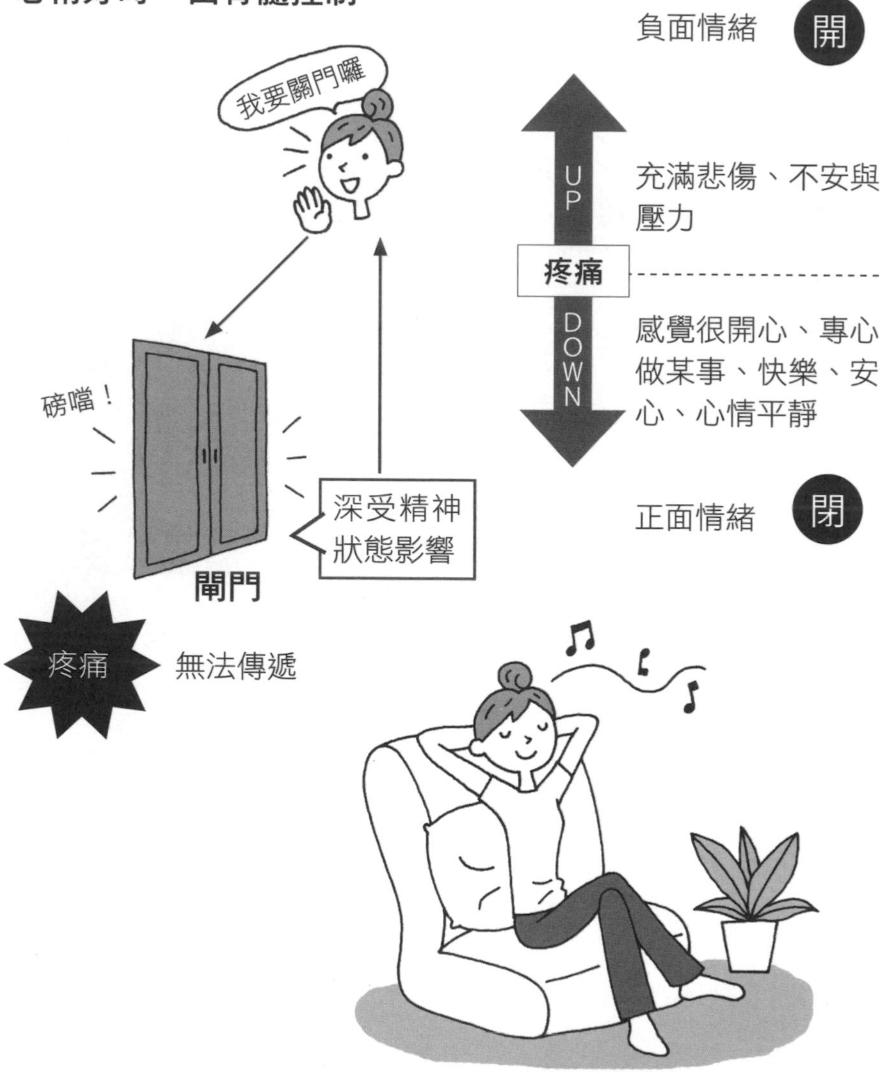

熱敷遵守三個「一」原則，消痛效果最好

用毛巾熱敷可以阻斷疼痛的惡性循環，關鍵是使用「熱敷巾」。由於疼痛部位的周邊肌肉處於緊繃狀態，導致血液循環變差，溫熱該部位即可促進循環。

如果利用暖暖包或是微波爐加熱毛巾熱敷，確實也能紓緩肌肉，改善血液循環。但由於溫度與熱敷的持續性不夠，因此無法在減輕疼痛時，一併調整自律神經功效。我個人也嘗試過許多方法，結果發現以熱水製成的「長效熱敷巾」，最能有效減輕疼痛並改善自律神經。

第二章除了針對患部與症狀介紹消痛熱敷法之外，也將介紹其他自我保養的方法，基本做法就是以熱毛巾熱敷身體局部。可能很多人的疼痛問題不只限於一處，不過，**請務必遵守「一次只針對一個患部改善一個症狀」的原則，集中熱敷疼痛部位。**

溫熱「肌肉神經」可以有效阻斷痛覺傳遞

神經會透過脊髓與大腦傳收訊號，每條神經都有各自的作用，神經纖維的粗細和傳遞速度也不盡相同。假定傳遞痛覺的神經粗細和傳遞速度為「一」，與其他神經相較，結果如下：

感受溫熱、冰冷的神經　粗細約痛覺神經的六倍、傳遞速度十二到三十倍

觸覺和感受壓力的神經　粗細約痛覺神經的六到十二倍、傳遞速度三十到七十倍

傳遞肌肉訊號的神經　粗細約痛覺神經的十到二十倍、傳遞速度七十到一百二十倍

神經越粗，傳遞給脊髓的刺激就越強；傳遞速度越快，刺激傳遞到脊髓的時間就會越短，這也跟「疼痛閘門控制理論」相關。只要刺激比痛覺神經更粗更快的神經，就能關閉脊髓閘門，調節傳遞到大腦的訊號。**而「肌肉神經」是所有神經中最粗、傳遞速度最快的神經，所以只要刺激（熱敷）肌肉就能紓緩痛覺，調整自律神經平衡。**

【慢性疼痛】止痛冰敷法

「冰敷」是鎮痛的基本原則。不過，隨著年齡增長，新陳代謝與自癒力日漸變差，若持續以冰敷改善疼痛，痛症還是會重複發生。想要確實消除疼痛，最好巧妙運用「冰敷」和「熱敷」療法。

●有以下疾患的人，特別容易引發慢性疼痛：腰痛、骨折、外傷（包括手術後的傷痕）、扭傷或挫傷、關節炎、拔牙、腦梗塞、帶狀皰疹、神經痛、糖尿病、傳染病等。

Point 若持續使用熱敷法仍未見起色，建議前往醫院接受檢查。目前固定就醫的患者，也一定要諮詢醫師意見。

【冰敷】的黃金時間點和消痛功效

Time 1

疼痛突然加劇時，請立即「冰敷」

一般而言，「冰敷」最適合運用在初期急性疼痛，例如扭傷、挫傷或跌打損傷時，要立刻冰敷。冰敷患部可以收縮血管，抑制發炎，減少致痛物質，因此具有暫時性的療效。

●人體對「冷」比較敏感，冰敷能快速止痛

皮膚表面遍布感覺點，這些接收器就是人類會有冷熱感覺的原因：

「冷覺點」＝人會感到冷
遇到比體溫低的溫度時會產生反應

「熱覺點」＝人會感到熱
遇到比體溫高的溫度時會產生反應

Point1 冷覺點的數量比熱覺點多四到十倍，由於密度較高，反應也較靈敏。感覺疼痛的生理機制不會受到急性期或慢性期影響，根據「疼痛閘門控制理論」（第56頁）的說法，「冰敷」會比熱敷更快減輕疼痛。

Point2 即使是慢性疼痛，當疼痛突然加劇，也可利用冰敷改善。順利改善劇烈疼痛後，不要置之不理，最好再利用「長效熱敷巾」或暖暖包溫暖患部。

Time 2

「冰敷」居然也能溫熱身體

首先，將涼感貼布或將冰塊放入塑膠袋中，直接敷在疼痛部位。肌膚感到冰鎮刺激時，血管開始收縮，該部位的血液循環就會遲滯。

●神奇的「冰敷」溫熱效果

冰敷一段時間之後，該部位的表面溫度會逐漸下降，此時身體會發出警訊，認為「若是再繼續冰敷，體溫會降低」。事實上，局部冰敷不可能導致體溫下降。不過，身體會迅速反應，於是便開始促進血液循環，想要溫暖冰敷部位，提高表面溫度，讓冰敷部位變得暖呼呼。

Point 唯一要注意的是，這個做法與熱敷療法一樣，**一次只能針對一個患部改善一個症狀，而且冰敷部位不可超過體表面積的十分之一**。若是降低全身溫度，反而有害健康。

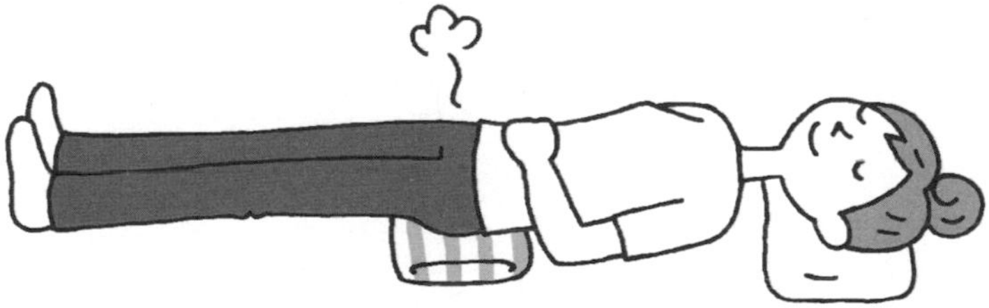

各年齡層「冰敷&熱敷」祕訣

30 歲之前可以選擇「熱敷或冰敷」減緩疼痛，一旦邁入四十歲，肌肉量開始減少以後，最好一開始就使用熱敷。

30 歲之前 **急性期冰敷、接著熱敷**

先以冰敷紓緩急性疼痛，接著再熱敷。
慢性疼痛患者請參考左頁圖表，選擇適合個人症狀的治療方法。

40～59 歲 **配合症狀交互運用熱敷和冰敷**

熱敷較能快速改善疼痛。請參照左頁圖表，配合症狀，交互運用冰敷與熱敷。

60 歲以後 **急性或慢性疼痛都要「熱敷」**

60 歲以後，無論急性或慢性疼痛都要以「熱敷」改善疼痛。冰敷時或許會覺得疼痛很快就痊癒，但效果很短暫，很快就會再度復發。此外，止痛藥可能會引起全身血液循環變差，因此除了醫生開立的處方藥之外，請勿服用任何止痛藥。

找出適合自己的【冷熱敷法】

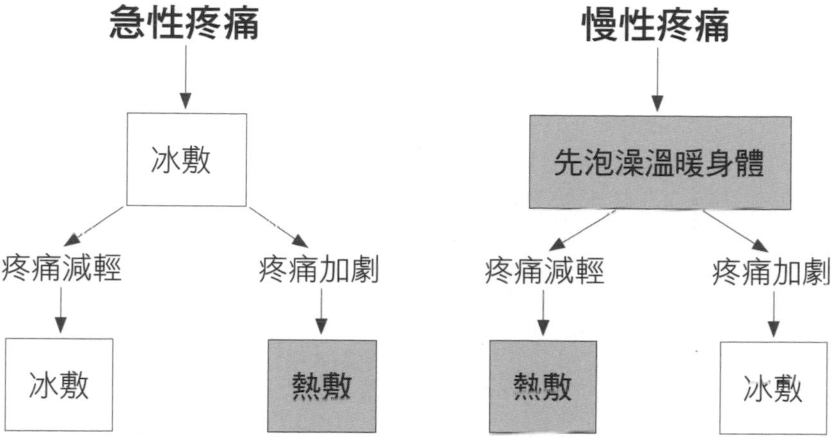

急性疼痛症狀請「冰敷疼痛部位」；
慢性疼痛症狀則要「溫暖全身」。

★ 長期冰敷會使慢性疼痛惡化！

冰敷時血管收縮，發炎症狀受到控制，致痛物質也會隨之減少，疼痛就能獲得改善。在處理急性疼痛時，冰敷是必要的治療方法，但不建議使用在慢性疼痛上。涼感貼布、熱敷貼布與止痛藥都會收縮血管，減緩血液循環，慢性疼痛患者千萬不能使用。

「低頭」動作會壓迫肩頸，使肌肉「缺氧」

近幾年有越來越多人出現肩頸痠痛、頭痛、眼睛疲勞等，就連小學生也會肩頸痠痛！我認為這是一個不可忽視的警訊。每次遇到這種情形，我都會大聲疾呼「肩頸痠痛起於姿勢不良」！

骨骼是身體的根基，人體約有兩百塊骨骼，每塊骨骼都有正確位置。一旦有一塊骨骼偏移，身體為了保持重心或彌補活動功能，就會讓其他骨骼移位。違反人體工學的姿勢會增加肌肉負擔，正常狀況下用不到的肌肉此時就會過度施力，長久以往使得骨骼變歪斜。**大多數疼痛與身體不適，皆起於長期維持錯誤坐姿或違反人體工學的姿勢**。多數專家指出，「生活習慣」就是導致肩頸痠痛越發嚴重的主因。

●「頭痛、暈眩、自律神經失調」都是低頭族的健康隱憂

現代人每天緊盯著手機螢幕不放，經常坐在辦公桌前工作或是玩電動的人，也會長時間維持低頭的姿勢。從健康的角度來看，一直低頭會導致嚴重的健康問題。身體原本應該抬頭挺胸，卻因為生活習慣使頭部位置越來越往前方移動。

頭部約佔體重的百分之八～十三，一般體型的成年人頭部約重六公斤。此外，一隻手臂約佔體重的百分之五～六，雙手也重達六公斤。頸部負責支撐頭部，肩膀則是頭部和頸部的根基，兩邊還掛著手臂。可想而知，低頭姿勢會造成肩頸極大負擔。

當頸部比正常位置前傾，就會持續拉緊後頸肌肉，導致氧氣無法充分供應。如此一來，原本應該要轉化成熱量的葡萄糖，就會變成乳酸等老廢物質囤積在肩頸，讓肩頸部位變得越來越僵硬疼痛。

長時間低頭還會**使頸部肌肉僵硬，延遲副交感神經的作用，導致交感神經過度活**

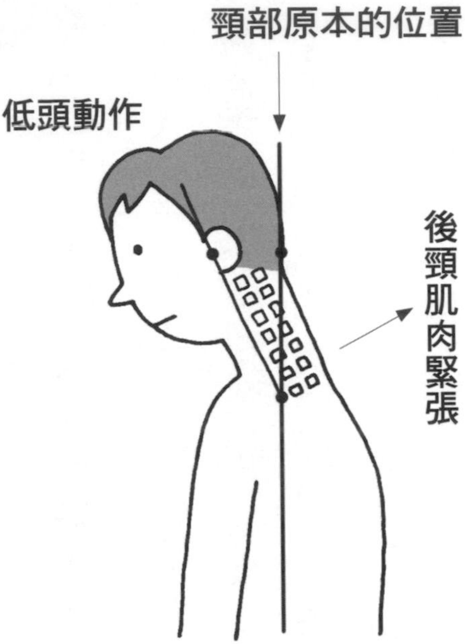

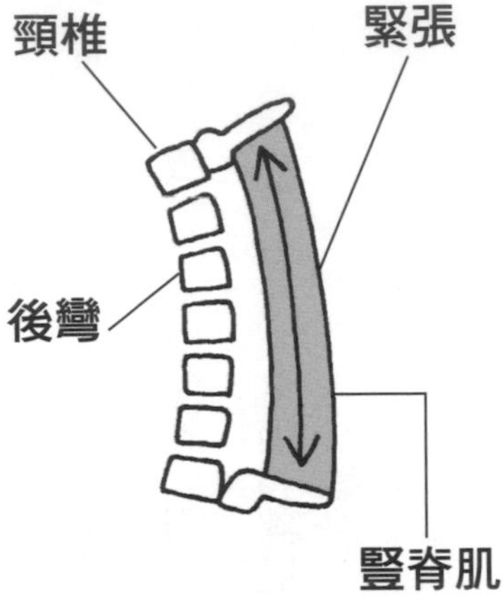

豎脊肌是支撐脊椎的肌肉，當豎脊肌緊繃，不只會影響肩頸四周，全身的血液循環也會變差。

躍，造成各種身體不適。長期如此，肌肉就會變得硬梆梆，通往頸部的神經和血管受到壓迫，引發頭痛、暈眩與自律神經失調。

若是輕忽肩頸肌肉僵硬與疼痛問題，將會發生不可設想的嚴重後果。為了預防慢性肩頸痠痛，除了要善用熱敷法紓緩僵硬與疼痛，還要改善生活習慣。最重要的是，**不要長時間低頭，而且低頭之後一定要將頭往後仰，充分伸展肌肉。**

預防【肩頸痠痛】的四大方法

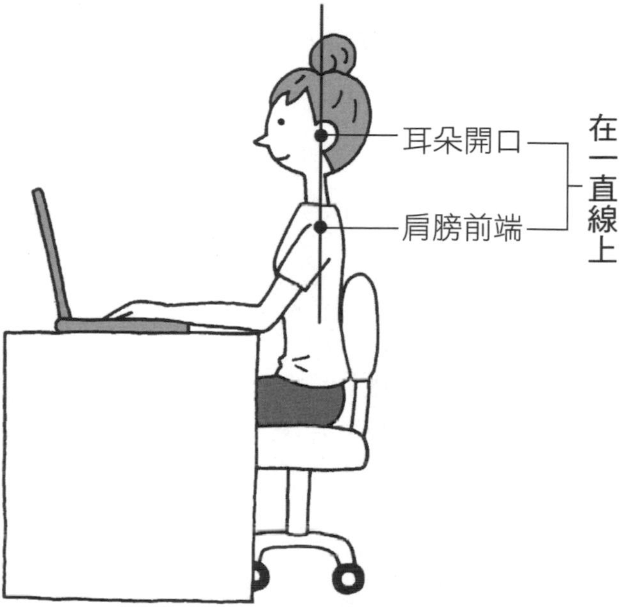

1 保持正確姿勢

上圖姿勢不會造成頸部與肩膀負擔，專心打電腦或看書時，身體很容易往前傾、頭越來越低。記得隨時注意自己的姿勢，恢復抬頭挺胸的正確儀態。

2 注意頸部與肩膀保暖

肌肉一旦變冷，就會使肩頸僵硬與疼痛惡化。長時間待在冷氣房時，請記得穿上外套或在頸部圍一條毛巾，避免受寒。

3 每小時做一次伸展操

長時間維持相同姿勢時，務必每小時做一次伸展操，伸展腰部與雙手，紓緩頸部、肩膀和背部肌肉。

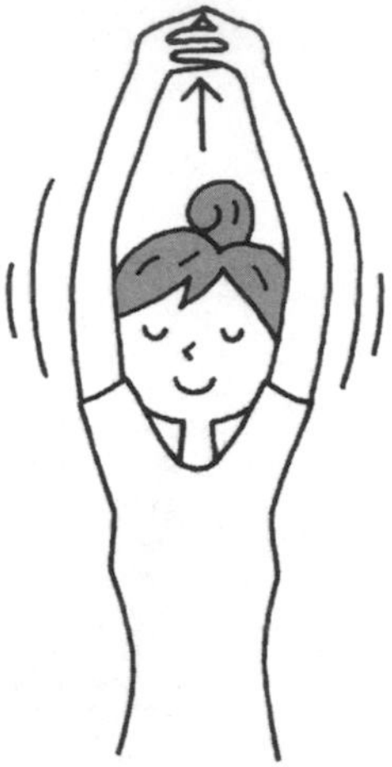

往上伸展

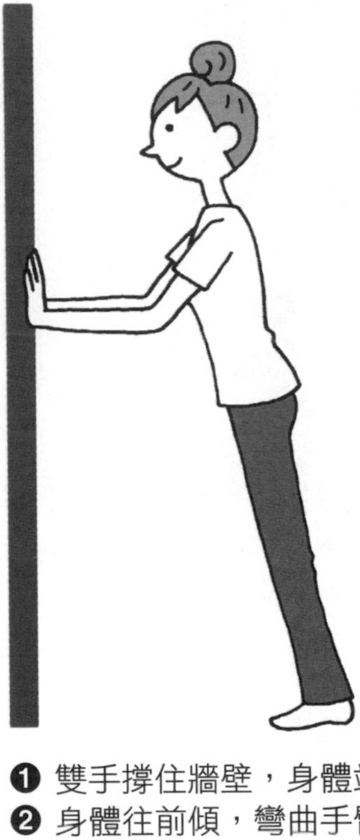

❶ 雙手撐住牆壁，身體站直
❷ 身體往前傾，彎曲手臂

4 肩頸肌力運動

做伸展操不只要運動頸部和肩膀，還要活動肩胛骨。雙手撐住牆壁，身體往前傾的「站姿伏地挺身」，是鍛鍊肩胛骨最有效的運動。

【肩頸痠痛】止痛熱敷法

頸部肌肉痠痛時，肩膀肌肉一定也會痠痛。因此，**無論是頸部痠痛或肩膀痠痛，請同時熱敷這兩處**，並依照自己的身形調整熱敷巾的大小，讓熱敷巾可以完全服貼在疼痛的部位上。

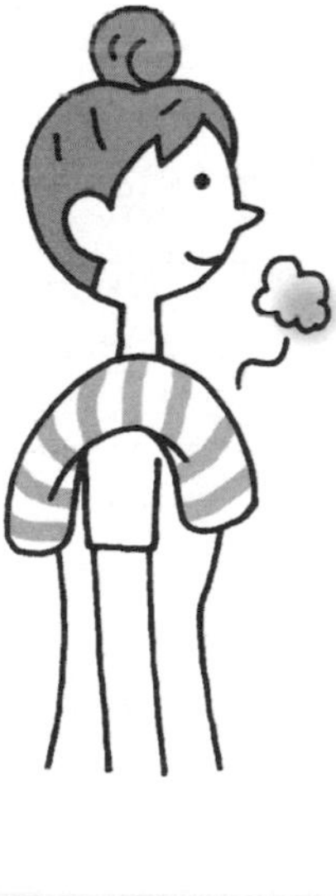

熱敷肩頸的「最佳姿勢」

1 仰躺

可維持熱敷巾的溫度，還能緊密服貼熱敷點，提升消除疼痛的效果。

2 用兩條熱敷巾放在肩膀，延長熱度

重疊兩條熱敷巾，放在躺下時剛好可以敷到肩膀熱敷點的位置，直接躺在熱敷巾上。

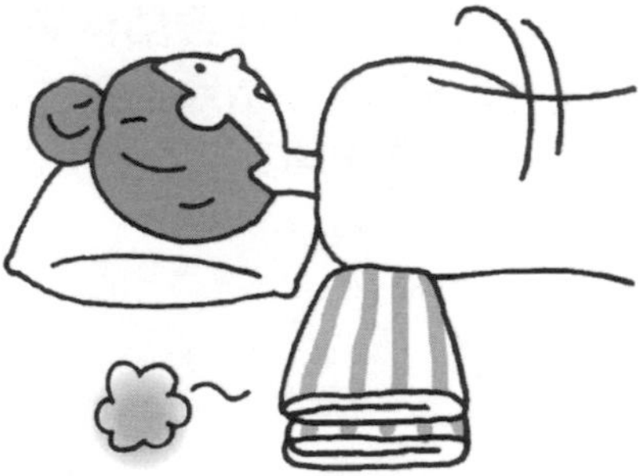

3 把熱敷巾綁在脖子上

可用長毛巾包覆熱敷巾，圍在脖子上。這樣既可增加服貼度，熱敷巾的位置也不易跑掉。坐著熱敷時也可以使用這個方法。

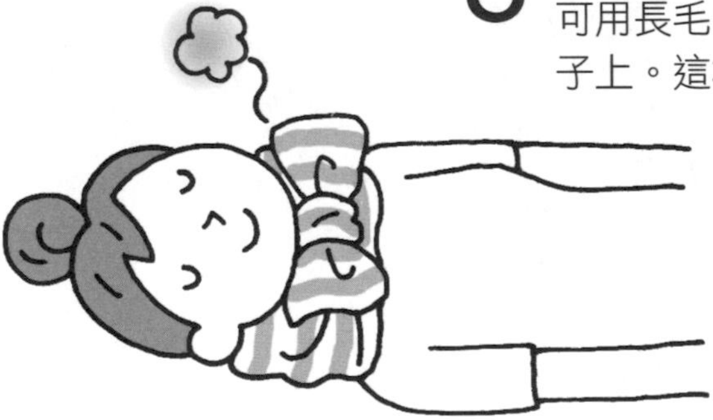

熱敷點　頸部與肩膀【兩點覆蓋熱敷法】

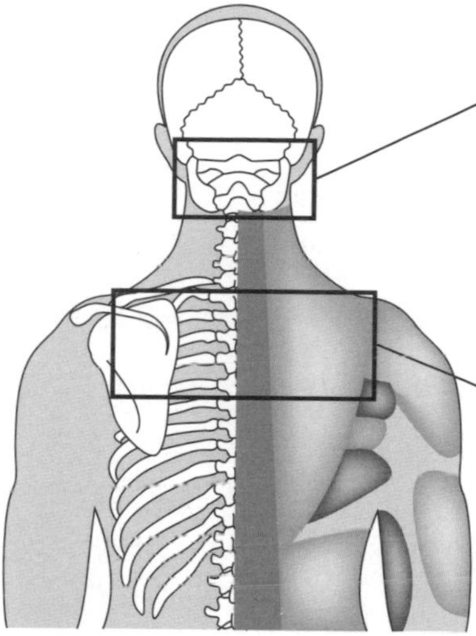

1 頸部

以頸子根部為中心，放上熱敷巾，左右兩邊要敷到「耳朵後方」。

2 肩膀

以脊椎為中心，放上熱敷巾，左右兩邊的「肩胛骨要敷到一半或1/3處」。

Point 同時用熱敷巾放在上述兩個部位。

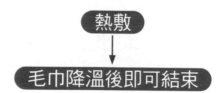

熱敷

↓

毛巾降溫後即可結束

Point 熱敷肩膀的毛巾如果太小，可以使用兩條毛巾，務必調整到可以完整覆蓋整個肩膀後側。

肩頸痠痛會引發【三大可怕患疾】

當肩頸部位出現慢性肌肉僵硬或疼痛，身體適應之後，就會感覺肩頸比以前輕鬆。不過這種感覺純粹是「心理作用」，肩頸痠痛會變得越來越嚴重，甚至引起手腳麻痺或頭痛，連帶使其他部位也出現不適症狀。

1 後頸部交感神經症候群

不適症狀　**頭痛暈眩、噁心、眼睛疲勞、耳鳴、失眠等**

由於頸部肌肉僵硬與疼痛，導致頸部交感神經失控，引發原因不明的不適症狀，出現各種自律神經障礙。通過頸部的神經與周遭肌肉的異常緊張，壓迫血管與交感神經，也會引起後頸部交感神經症候群。

●肩頸痠痛也會造成「手部癱軟」

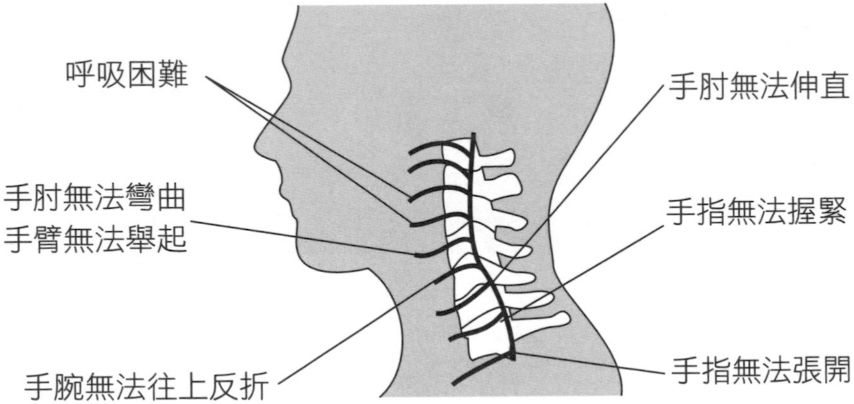

2 椎間盤突出

不適症狀 **手腳麻痺・疼痛、頸部疼痛**

「椎間盤」是位於頸部骨骼之間的軟骨，可以吸收衝擊力，保護頸部。椎間盤突出是指椎間盤中間的髓核往外突出的症狀。頸部神經受到壓迫，會出現頸部與肩膀疼痛或麻痺、無力，手臂也會產生相同症狀。若是置之不理，手就會無法施力抓住物品，出現腿部抽筋、難以步行等症狀。

平時不習慣劇烈運動的人，也可能因為缺乏運動或因年齡增長肌力衰退，引發椎間盤突出。

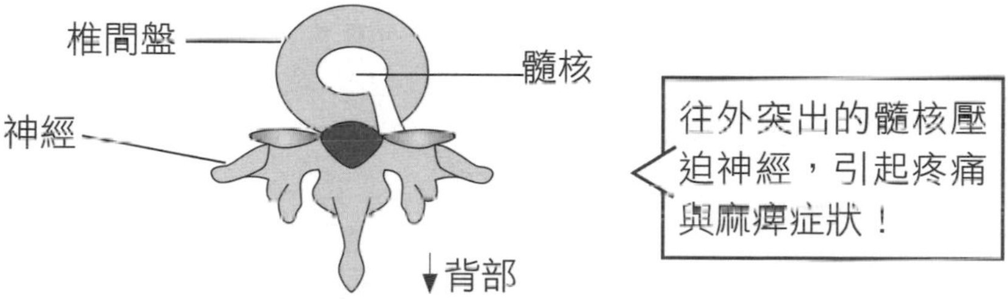
椎間盤
髓核
神經
背部
往外突出的髓核壓迫神經，引起疼痛與麻痺症狀！

3 頸椎病（頸部關節黏連）

不適症狀 **手腳麻痺、運動障礙、頻尿、失禁、便祕等**

隨著椎間盤突出越來越嚴重，可能引發「頸椎病」，導致下肢、膀胱與直腸出現各種障礙。不只是手臂與手部，觸摸頸部時，雙腿也會感覺麻麻的，麻痺與疼痛感會蔓延到腿部。最嚴重甚至會引起全身活動知覺異常，出現頻尿、失禁、便祕或感覺不到便意等，膀胱與直腸也難以倖免。

頸椎病無法自然痊癒，需要專業治療，有以上症狀請盡速到醫院就醫。

雙手無法高舉超過肩膀，小心四十肩上身

●年輕人也會得四十肩！「肌腱」一旦受傷就很難痊癒

四十肩的正式名稱是「肩關節周圍炎」，屬於老化現象之一，發生在五十歲或六十歲的病患身上，又稱五十肩或六十肩。年輕人也會因為骨骼歪斜，引起「肩關節周圍炎」。

缺乏運動是肩關節周圍炎的起因之一，但我自己約三十五歲就罹患了肩關節周圍炎。雖然作家三島由紀夫曾說：「每天揮動木刀就不會得四十肩。」不過，早就有「三十肩」的我，一直對他這句話感到疑惑。當時的我過度使用肩膀，根本不會缺乏運動，因此凡事還是要適可而止，過與不及都不好。

身體每處關節都有個組織讓肌肉與骨骼緊密生長，這個組織稱為「腱」，負責控制關節活動，扮演重要角色。大家最耳熟能詳的「阿基里斯腱」就是其中之一。突然跑步、跳躍等，雙腿關節用力伸展時，會對阿基里斯腱施加扭曲力，很容易啪一聲地斷裂。肌腱不具有伸縮性，一旦過度施力就可能受傷斷裂，再加上肌腱不像肌肉有血管通過，因此只要受傷便很難痊癒。

別小看肩痛！「熱敷＋適度運動」化解四十肩危機

四十肩的直接原因是肌腱之一的「肩關節腱板」受傷，腱板受傷的特徵就是會突然感到劇烈疼痛。**初期的典型症狀包括每到晚上就會劇烈疼痛，只要治好發炎，劇烈疼痛就會消失。**

不過，每個人的症狀不同，有些人甚至出現手臂無法環抱腰部，**或是雙手無法抬**

四十肩的疼痛來源【肩關節腱板】

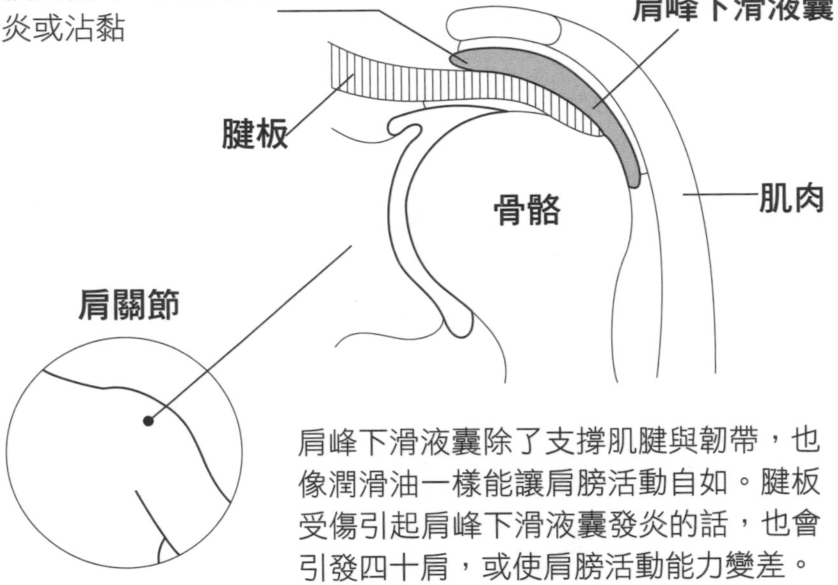

肩峰下滑液囊除了支撐肌腱與韌帶，也像潤滑油一樣能讓肩膀活動自如。腱板受傷引起肩峰下滑液囊發炎的話，也會引發四十肩，或使肩膀活動能力變差。

高超過肩膀等狀況，而且症狀持續一到兩年。這是因為感到疼痛的肩膀無法活動自如，肌肉變得僵硬，導致肩關節的可動範圍變小。

利用神奇熱敷法紓緩疼痛之後，要配合適度運動，調節肌肉狀況。

【四十肩】止痛熱敷法

四十肩最棘手的問題在於，即使消除疼痛，還是會感覺肩關節僵硬，無法自由活動，這是包覆骨骼的關節囊發炎變硬的結果。因此，只要疼痛減緩下來，就要多多活動肩膀。

此外，雖說腱板受傷會引起四十肩，不過腱板斷裂也會產生類似症狀，絕對不可掉以輕心。

除了肩膀周圍的肌肉、肌腱與韌帶老化，會引起腱板斷裂；從事棒球與高爾夫球等以肩膀活動為主的運動，也很容易使腱板斷裂。**由於腱板斷裂無法自然痊癒，若是置之不理，鈣質會沉澱在腱板上，引發「鈣化性肌腱炎」，使得肩關節慢慢變僵硬。**

【四十肩】肌肉圖鑑

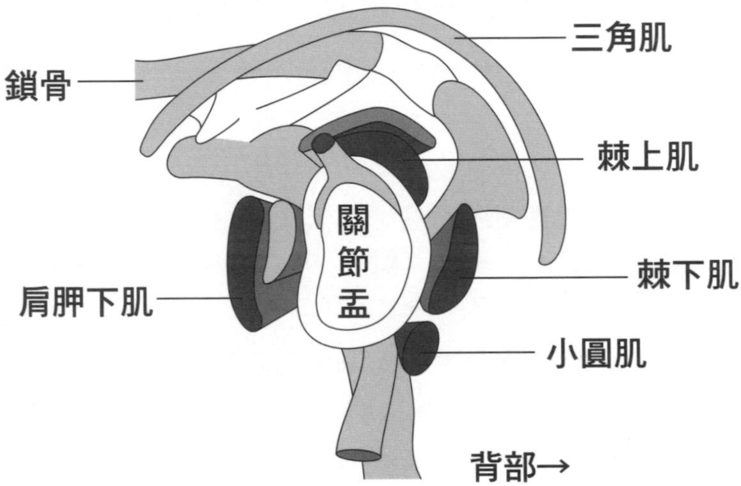

棘上肌、棘下肌、肩胛下肌和小圓肌，除了是肩關節的「穩定裝置」之外，也是控制肩膀和活動的重要肌肉。這些肌肉都是位於身體深處的深層肌肉，一般的肌力訓練很難鍛鍊到。不過，只要溫熱肩膀並勤做伸展操，就能有效強化這些肌肉。

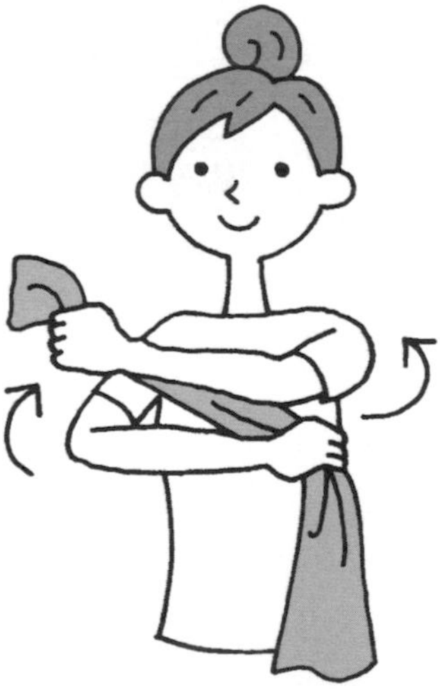

熱敷點 鎖骨➡肩胛骨【左右披肩熱敷法】

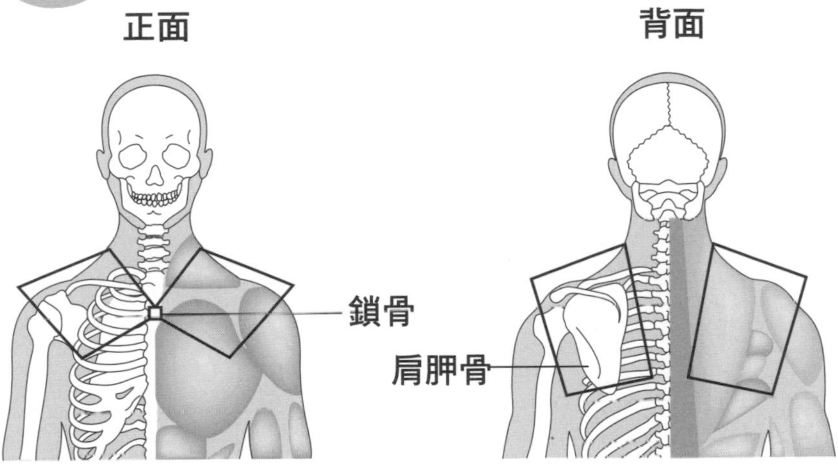

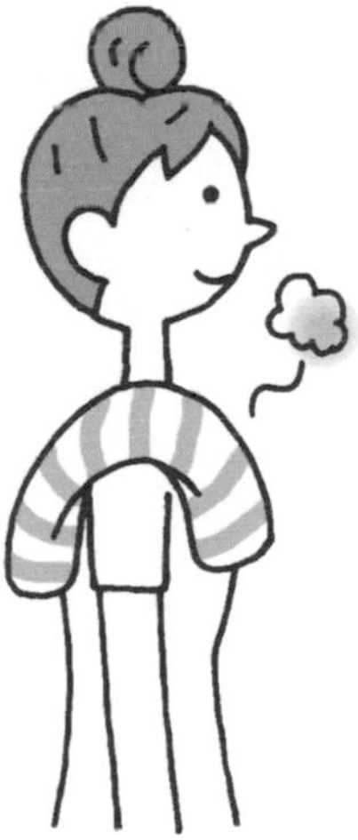

1 準備兩條熱敷巾

為了促進整個肩膀的血液循環，即使只有單邊感到疼痛，也要準備兩條熱敷巾，同時溫暖兩邊的肩膀。

2 毛巾必須完整覆蓋肩膀

熱敷巾必須「完整覆蓋鎖骨到肩胛骨」，如右圖一樣掛在肩上。

3 至少熱敷兩次

溫度下降後就換新的熱敷巾，反覆熱敷最少兩次。

紓緩疼痛　後頸及背部【舒適點按壓法】

按壓後頸與肩胛骨周邊，就能紓緩肌肉緊張，減輕疼痛。自己按不到的地方，可以請家人幫忙，背部要特別加強按壓。

1 參考下圖標示的位置，按壓後頸、背部的舒適點。由上往下垂直按壓，特別有感覺的地方更要注意按壓方向。

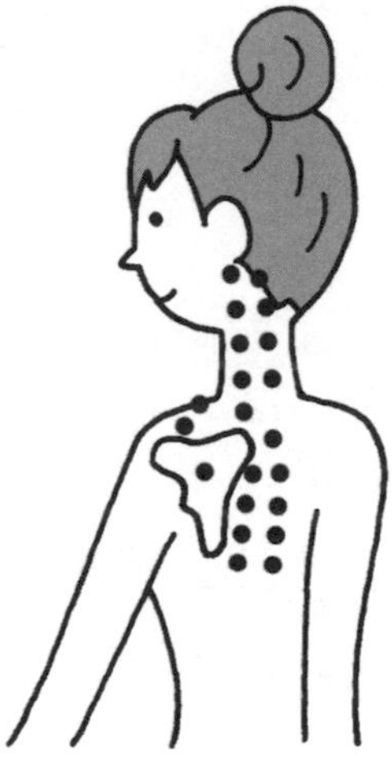

肩胛骨

Point 肩胛骨周邊可以只按壓感覺疼痛的那一邊，不過，頸部肌肉與脊椎兩側都要按壓，不可只壓單邊。

毛巾操❶　鍛鍊肩肌【拔河運動】

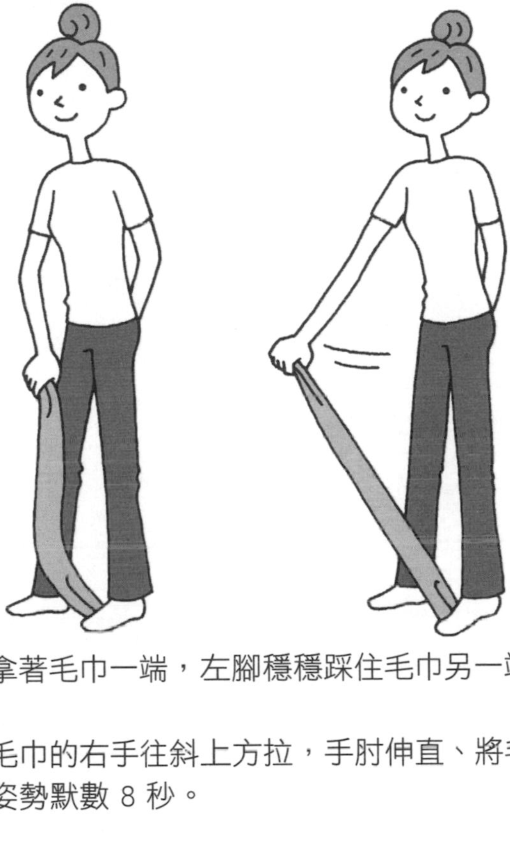

1 右手拿著毛巾一端，左腳穩穩踩住毛巾另一端。

2 拿著毛巾的右手往斜上方拉，手肘伸直、將毛巾拉緊，維持姿勢默數 8 秒。

3 換邊用左手拿毛巾、右腳踩毛巾，重複相同動作。

Point 請依照自己的能力調整動作大小、力道與重複次數，千萬不要過度運動。

毛巾操❷ 活動肩胛骨【環抱扭肩操】

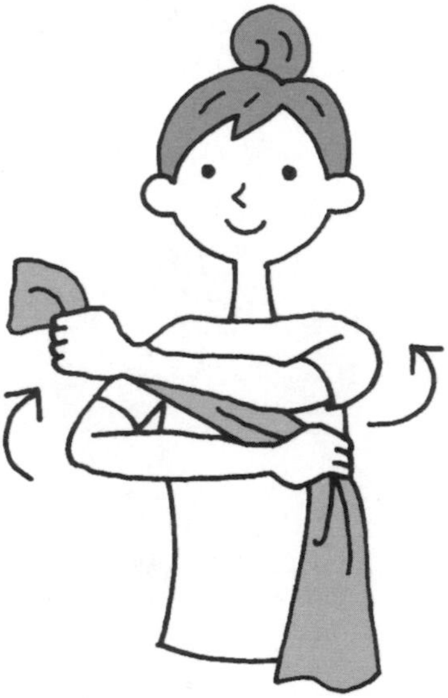

1 左手在上拿著毛巾一端，右手握在毛巾一半的地方，雙手手肘彎曲，上下手臂平行。

2 左手往右肩拉，右手往左邊腋下拉，使手肘盡量靠近，維持此姿勢 8 秒。

3 將手肘往後拉，雙手拉緊毛巾，維持 8 秒。

4 雙手上下位置交換，重複相同動作。

Point 請視自己的能力調整動作力道與重複次數，千萬不要過度伸展。

熱敷專欄 3

「肩痛」是健康衰退的警訊！

肩關節是由骨骼、肌肉、肌腱與韌帶等組織所構成，功能和構造近似髖關節，不過肩關節的活動性比髖關節自由許多。

肩關節精細複雜，必須避免過度使用

我們常說的肩關節又稱「肩盂」，由外形呈碗狀的小骨盤與肱骨的圓形頭部鑲嵌而成。由於並非緊密契合，因此活動範圍很大。雙手可以隨意地上下前後擺動，或是因應上半身的動作任意活動。唯一的缺點是過度使用很容易受損或老化。

肩膀部位的肌肉有棘上肌、棘下肌、小圓肌、肩胛下肌，這四條肌肉稱為旋轉袖，負責支撐肩關節，是幫助手臂與肩膀順利活動的重要功臣。顧名思義，旋轉袖就像袖子一樣覆蓋手臂、包覆「肩關節」，維持活動。

保護肩關節的旋轉袖，也受到肩胛骨內收肌、肩關節三角肌、斜方肌等肌肉保護，相互支援。

多做毛巾操，找回肩膀肌肉的彈性

當上述的頸部與肩膀肌肉老化衰退，就會導致肌肉僵硬與疼痛。一般常見的四十肩會產生劇烈疼痛，患者不只無法運動，就連日常動作也很難完成。

想要預防四十肩，平時就要盡量活動身體，避免肌肉緊張和關節僵硬。接下來我將介紹可強化肩膀周邊肌肉的方法，也可以坐在椅子上做。

建議在做完熱敷法或泡完澡後，進行前述的毛巾運動，就能幫助你進一步放鬆肩膀肌肉。

常常落枕、脖子痛，代表「自律神經失調」

●頸部是主要血管和神經的樞紐，脖子僵硬將引起全身不適

頸椎的柔軟度相當高。由於此處有許多血管和神經通過，**一旦頸部關節與肌肉變得僵硬，這些血管和神經就容易受到壓迫。**久而久之，不只會造成頸部疼痛，就連遠離頸部的其他身體部位也會出現問題。

甲狀腺位於頸部前側、喉結下方，其分泌的荷爾蒙會影響代謝與自律神經運作。

此外，連結大腦和末梢神經的中樞神經，也是通過頸部的神經之一。若是這些器官與神經出問題，就可能引起全身性的不適症狀。

低頭族常將頭「往後仰」，就能矯正頸部位置、擺脫痠痛

話說回來，到底什麼原因會引起頸部疼痛？基本上，無論遇到哪種情形，縱使是頸部遭到強烈外力撞擊，例如頸部揮鞭性損傷、俗稱「落枕」的頸部扭傷，或是不明原因引起的疼痛，原因都只有一個，那就是**頸椎不在正確位置上。**

以頸部痠痛為例，當人低頭時，頸椎位置會往前方偏移，壓迫血管與神經，久而久之就會造成頸部痠痛。根據受壓迫部位的不同，還可能伴隨出現手腳麻痺。有鑑於此，**低頭族一定要經常將頭往後仰，促進關節活動，讓頸椎回到正確位置**，如此一來，就能迅速解決頸部痠痛與手腳麻痺等問題。

另一方面，支撐頸部的肩膀與背部肌肉，也會導致頸部疼痛並影響動作的流暢性。睡眠時副交感神經躍居主控地位，肌肉處於放鬆狀態，因此就算睡相不好，也不太容易造成落枕。但自律神經失調時，睡眠期間肌肉也會感到緊張，動不動就會發生落枕情形，所以常落枕的人請特別留意自己的健康狀況。

【健康指標】測量頸部的可動範圍

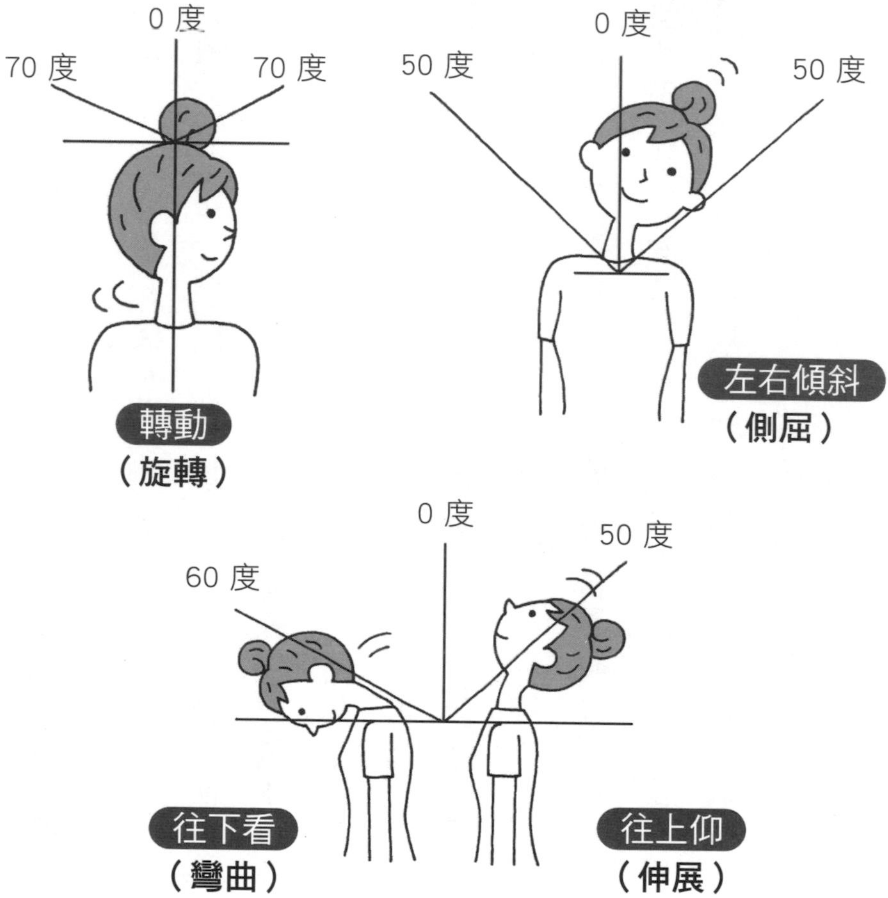

隨著年齡增長，頭部往上仰的動作會越來越困難。左右傾斜與轉動時，兩邊的幅度均等最為理想。如果覺得活動困難，請針對肌肉緊繃的那一邊集中伸展，並利用熱敷紓緩肌肉，促進血液循環。

【頸部疼痛】止痛熱敷法

到整骨中心治療頸部問題時，整骨師一定會確認腰部狀況。若是腰部活動困難，就必須連腰部一起治療。由此可見，頸部與腰部之間關係十分密切。

當頸部疼痛或活動困難，腰部肌肉也會變僵硬，因此只要紓緩腰部肌肉，就能放鬆頸部肌肉。

因頸部揮鞭性損傷和落枕導致脖子痛時，代表頸部和肩膀肌肉都很緊繃，使得周邊肌肉變僵硬，此時可利用毛巾熱敷，有效紓緩疼痛。先熱敷頸部與肩膀，若沒有明顯的改善效果，再加上肩胛骨一起熱敷。

找出「低頭壞習慣」，放鬆肩胛骨肌肉

很多人會不經意養成低頭習慣，這是頸部慢性疼痛反覆發生的最大原因。請參考下方插圖，當左右轉動頭部時，正常人都以上方線條為基準線轉動。然而，有低頭習慣的人，轉動頭部時後腦勺就會來到上方線條的位置、下巴位於下方線條上，呈現彎腰駝背的姿勢。

這個姿勢會使唯一沒有關節結構的肩胛骨肌肉緊張，過度拉扯而無法活動自如。漸漸地，上背部到肩膀的肌肉開始慢性僵硬，頸部也會產生慢性疼痛。

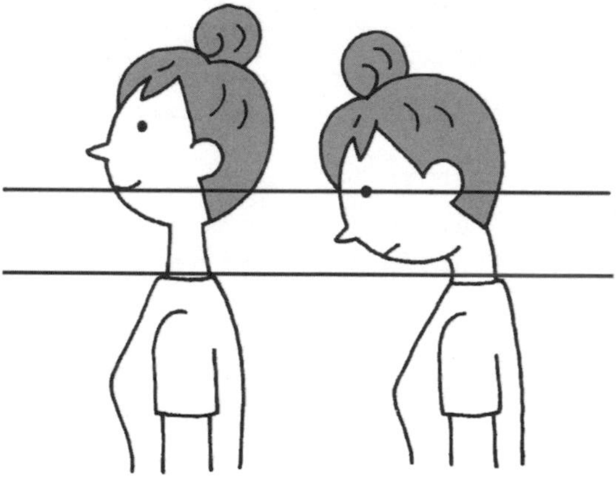

1 以上方線條為基準，水平轉動。

2 轉動頭部。檢視是否後腦勺朝上、下巴位於下方線條上，這代表平時有低頭的習慣。

熱敷點

頸部與腰部【大範圍熱敷法】

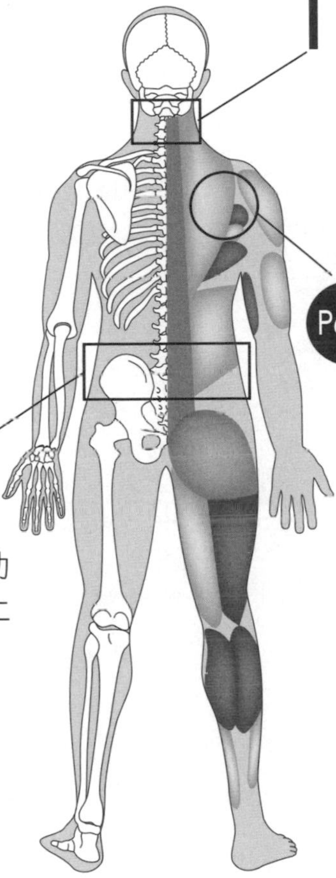

1 頸部

以疼痛的部位為中心，將熱敷巾覆蓋「整個頸部」。

Point 覺得熱敷頸部沒有明顯效果時，請同時熱敷「左右兩邊的肩胛骨」。

2 腰部

熱敷巾請覆蓋肋骨下方到骨盆上方的範圍。

Point 使用兩條熱敷巾可以增強紓緩效果。

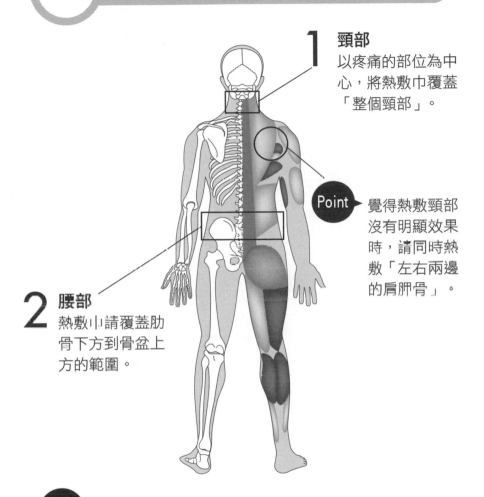

紓緩疼痛

萬能穴道【抱頭按摩法】

天柱穴是大小枕骨神經的通道，有「萬能穴道」之稱，對於改善頸部疼痛十分有效。

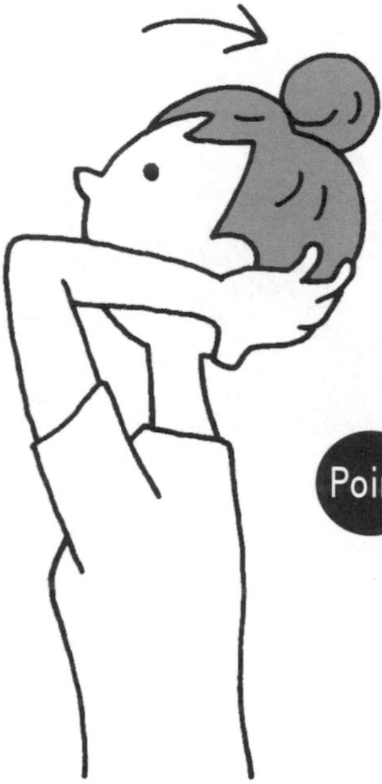

1 以雙手抱頭的姿勢將大拇指指腹放在天柱穴上。

2 輕輕將頭往後仰，手指抵住穴道、利用頭部重量施加適度刺激。

Point 利用手指、拳頭、網球或高爾夫球等工具按壓頸部與腰部，找出最輕鬆、最適合自己的刺激法。

「天柱穴」位於後腦勺與頸部連接處，兩條大型肌肉的外側。

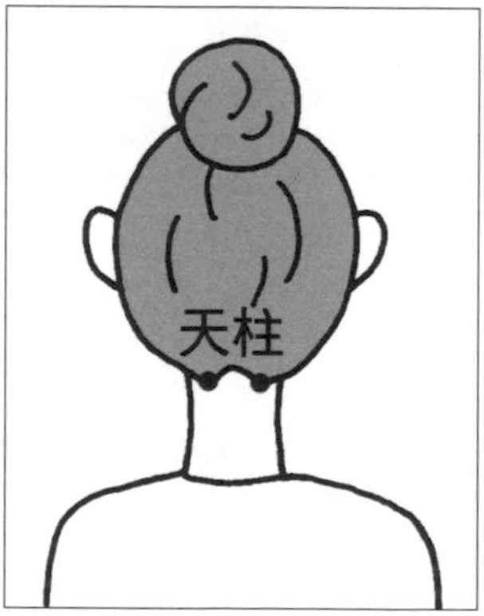

頭痛置之不理，可能引發腦血管疾病

●分析自己的頭痛成因，就能找到解決之道

根據統計，日本高達三千萬人有頭痛問題。頭痛原因與症狀各有不同，大多數都無法找出真正原因。在此先從原因來分析頭痛問題，可分成以下三大類：

❶日常生理反應引起的頭痛

例如宿醉、吃冰冷食物引起的頭痛，起因於生理反應，所有人都會發生。

❷症狀性頭痛：因腦部或全身疾病引起的頭痛

因腦部或其他疾病引起的頭痛，可能會有生命危險，一定要盡快就醫檢查。

❸慢性頭痛：非疾病引起的頭痛

緊張性頭痛、偏頭痛與群發性頭痛等「慣性頭痛」即屬於慢性頭痛。這類頭痛並非疾病的併發症，但很容易演變成長期反覆發生的慢性頭痛，疼痛程度與頻率因人而異，一定要配合症狀積極治療。

❶屬於時間一過就會痊癒的頭痛；在大多數狀況下，❷通常會伴隨頭痛以外的症狀，但如果患者本身就有慢性頭痛，很容易被當成「老毛病」而掉以輕心，因此一定要特別小心。

腦瘤、蜘蛛膜下腔出血與腦梗塞等腦血管疾病，一定會伴隨頭痛症狀。某些患部離頭部有一段距離的病，例如鼻竇炎、髓膜炎和顳動脈炎等，也會引發頭痛。如果頑固頭痛反覆發生，請立刻就醫檢查。

百分之九十九的頭痛，都能用「神奇熱敷法」紓緩

本節重點在於❸非疾病引起的頭痛。頭痛人口中，百分之九十九的患者都屬於這一型。依照症狀可進一步細分為以下三大類：

緊張性頭痛 典型症狀是感覺頭部突然緊縮，產生像被勒緊般的疼痛。此類患者通常都有肩頸痠痛的問題。

偏頭痛 頭部會出現對應於脈搏跳動的陣痛，大多只發生在單側。

群發性頭痛 定期出現持續的劇烈疼痛。

「緊張性頭痛」約佔慢性頭痛人口的七成，接著是將近三成的「偏頭痛」，只有極少部分的人屬於反覆出現劇烈疼痛的「群發性頭痛」。雖然這三種都不算是腦部的異常現象，不過頭痛症狀還是會令人感到不安。而且心理因素可能使疼痛加劇，所以很多人都有長年頭痛問題。

【三大慢性頭痛】的成因與症狀

緊張性頭痛 因「僵硬肌肉」壓迫神經所引起症狀

❶產生突然緊縮、像被勒緊般的痛覺。
❷持續帶有壓迫感的鈍痛。
❸從後腦勺開始疼痛，擴及頭部兩側。
❹伴隨肩頸痠痛與眼睛疼痛等症狀。

●成因

日常生活的不良姿勢、骨骼歪斜、牙齒咬合不良、肩頸痠痛、眼睛疲勞、壓力與精神性緊張是造成緊張性頭痛的直接原因。大枕骨神經位於後腦勺，穿過頸部肌肉，僵硬的肌肉體積會變大，進而壓迫神經，使得大枕骨神經過度敏感，引發疼痛。此時，疼痛會從後腦勺往頭部兩邊擴散，因此大多數患者都會出現肩膀痠痛或腰痛等症狀。

●紓緩方法

這類型的頭痛無法服用止痛藥緩解肌肉緊張，因此吃藥完全沒有效果。**為了減輕疼痛並預防復發，改善錯誤姿勢和骨骼歪斜等原因，紓緩肌肉僵硬才是最好的解決之道。**頸部肌肉緊張，壓迫大枕骨神經就會引起緊張性頭痛，因此也稱為「頸因性頭痛」。只要紓緩頭半棘肌的僵硬症狀，即可獲得改善。

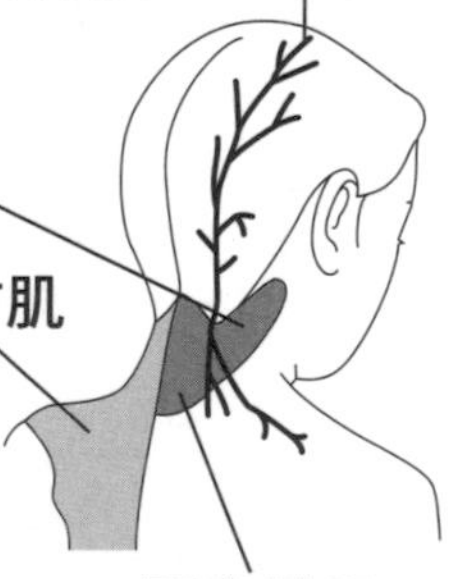

●「熱敷＋伸展」迅速有效！

熱敷後腦勺、肩膀與腰部等僵硬部位，再加上按摩與指壓，勤做伸展操紓緩僵硬肌肉。

偏頭痛　血管擴張、神經緊繃引起的頭痛

❶出現配合脈搏跳動的陣痛，活動身體時疼痛會加劇。

❷大多只發生在單側，有時會伴隨噁心感。

❸疼痛出現前待在陰暗處會看見閃光、視野變小、因疲累而頻打呵欠、肩膀痠痛、頸部肌肉緊繃等症狀。

●成因

血管擴張的原因不明，不過受到自律神經與神經傳導物質「血清素」的影響，血管收縮擴張的節奏失衡，也會引起頭痛。基本成因可歸類如下：睡眠不足、生活不規律、女性荷爾蒙影響、從緊張狀態突然放鬆時、飲酒等。

●紓緩方法：不適合「熱敷」，請注意！

到安靜的地方休息，冰敷或按壓疼痛部位與太陽穴。建議以第100頁的按壓法紓緩疼痛，熱敷會促進血管擴張，因此不適合。

群發性頭痛　無法忍受的劇烈疼痛為典型特徵

❶眼睛深處出現挖刨般的劇烈疼痛。

❷固定痛同一處，最容易發生在眼睛深處。

❸疼痛時間平均持續45分鐘左右，通常會在同一個時段發作。

❹頭痛前會發生視線模糊、頸部肌肉緊繃等前兆。

❺伴隨眼睛充血、流淚、流鼻水等自律神經症狀。

❻大多數發生在20～59歲的男性身上。

●成因

原因眾說紛紜，目前仍然沒有定論。基本上一定會出現太陽穴血管擴張的症狀。此外，飲酒、服用硝酸甘油等血管擴張劑也會引起群發性頭痛，而且服用血管收縮藥物有助於減緩疼痛，因此醫界認為發作時會伴隨血管擴張等反應。

【頭痛】止痛熱敷法

「緊張性頭痛」起因於頸部肌肉僵硬，發作時採用熱敷法即可有效鎮痛。由於頸部肌肉僵硬也會引起肩膀痠痛，因此**一定要同時熱敷頸部和肩膀兩個部位**。

因血管擴張引起的「偏頭痛」與「群發性頭痛」，則不適合使用熱敷法。**偏頭痛發作時可以冰敷或按壓太陽穴附近，即可有效止痛**。此外，伴隨肩頸痠痛的患者，等到疼痛消失後，再針對頸部、肩膀與腰部施以熱敷法。

「群發性頭痛」發作時，通常伴隨血管擴張症狀，因此也不建議使用熱敷法。群發性頭痛的特徵是，在非群發期完全沒有任何自覺症狀。**所以最好在未發作的期間勤做熱敷法（第 46 ～ 47 頁），調整自律神經平衡**。

熱敷點　頸部與肩膀【中心線熱敷法】

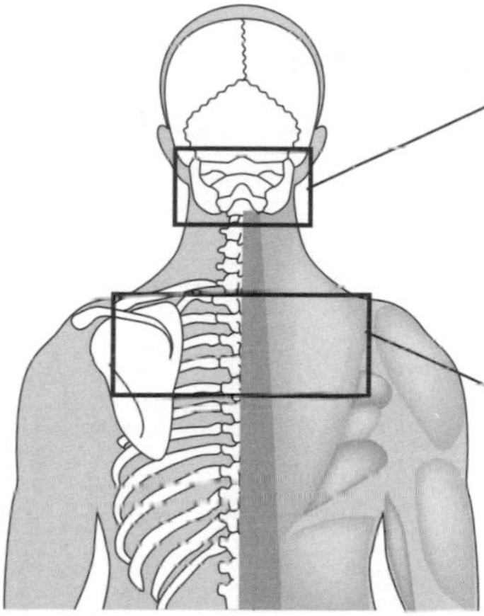

1 頸部

以脖子根部為中心，放上熱敷巾，左右兩邊要蓋到「耳朵後方」。

2 肩膀

以脊椎為中心，敷上熱敷巾，左右兩邊的「肩胛骨要敷到一半或1/3處」。

Point 將兩條熱敷巾放在感覺劇痛的部位。若腰痛比肩痛還劇烈，請間隔3～4小時後，再搭配【腰痛】止痛熱敷法（第106～107頁）。

紓緩疼痛

【頭痛消除】指壓法

●偏頭痛【按壓點】

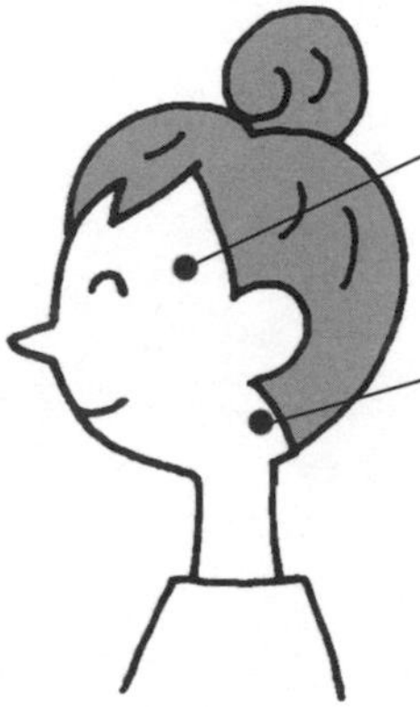

1 **太陽穴（左右）**

2 **小枕骨神經**
位於頸椎兩側、肌肉隆起處往外1公分的位置。

3 利用手指或高爾夫球按壓上述兩處。也可將毛巾綁在頭上，壓迫太陽穴附近，能有效減緩疼痛。

●緊張性頭痛【按壓點】

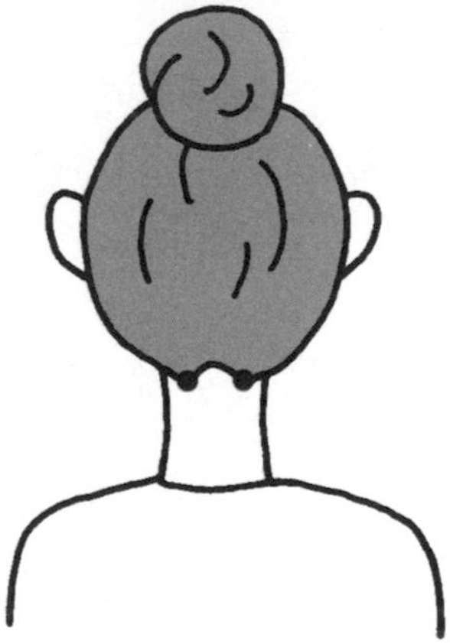

1 **大枕骨神經**
位於後腦勺與頸部連接處，兩條大型肌肉的外側。

2 按壓時一定要保持垂直，由上往下按壓。

【下顎痛】止痛熱敷法

包括顳顎關節症候群在內，近年來因下顎痛就醫的患者急速增加，而且患者多為女性。下顎痛的起因相當廣泛，除了磨牙外，長期使用單邊牙齒咀嚼等生活習慣、壓力等精神層面也是原因之一。不可否認的，大多數下顎痛起因於「姿勢不良」。肩膀與頸部肌肉的異常緊張，也會過度拉扯維持下巴活動的肌肉。

紓緩下顎痛的方法就是盡量減輕下顎肌肉的負擔。首先要做的就是放鬆頸部肌肉。值得注意的是，縱使疼痛消失，若不改善最根本的原因，也就是姿勢不良與生活習慣，疼痛還是會反覆發生，因此平時就要多加留意。

熱敷點

頸部與下巴【繞脖熱敷法】

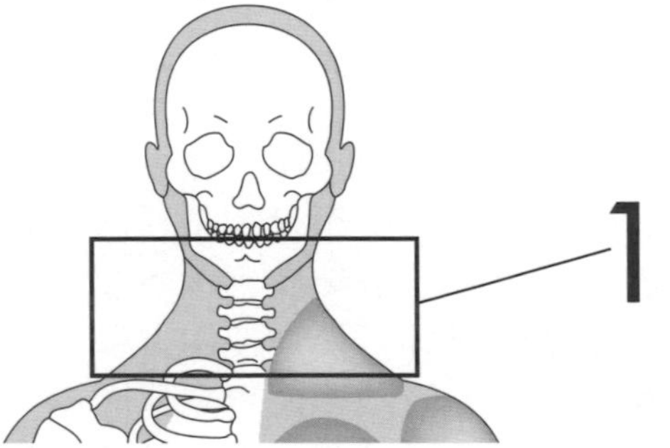

1 下巴

包括左右兩邊的下頜角（腮幫子），熱敷「整個下巴」。

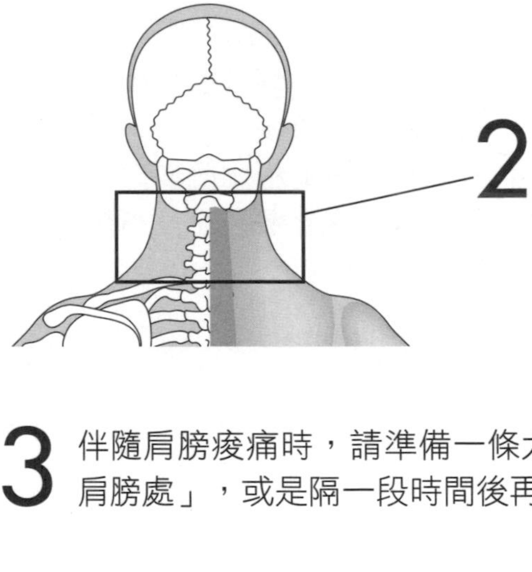

2 頸部

以脖子根部為中心，熱敷處延伸到「左右耳的耳後部位」。

3 伴隨肩膀痠痛時，請準備一條大熱毛巾，敷在「頸部到肩膀處」，或是隔一段時間後再熱敷肩膀。

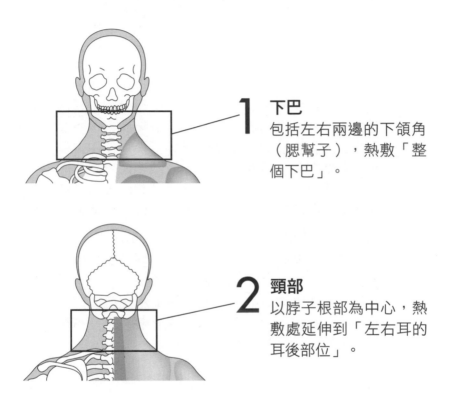

熱敷專欄 ❹

「枕頭高度」也會決定你的健康

使用不合身形的枕頭，會讓頸部肌肉緊張、僵硬，並容易引起落枕。若長期睡眠不足，自律神經也會開始失調。

話說回來，你知道高枕頭和低枕頭，哪一種有益身體健康嗎？若從睡眠中的身體姿勢來考量，一般都認為睡低枕頭比較好。**最理想的狀態就是，仰躺時的感覺，與不用枕頭睡覺時一樣。如果出現下巴往上抬或是背部感到不舒服，就代表你的頸部位置比正常位置前傾**，已經習慣「低頭姿勢」了。

容我再次強調，低頭姿勢會阻礙血液和淋巴液循環，影響神經功能。為了避免這個情形，平時應抬頭挺胸，睡眠時則要使用適合自己體型的枕頭，維持良好姿勢。

關於枕頭高度每個人各有所好，正常來說，以床面（被墊）為基準，頭部到頸部呈十五度左右是最適當的高度。值得注意的是，**即使高度適中，若枕頭材質太軟，睡眠時頭部會陷入枕頭裡，也會造成頸部和肩膀過大壓力**。請大家重新審視自己的日常姿勢與枕頭高度，確保身體健康。

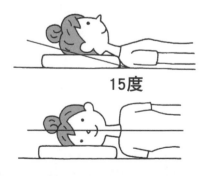

● 仰躺時，床面與頸部呈15度左右。

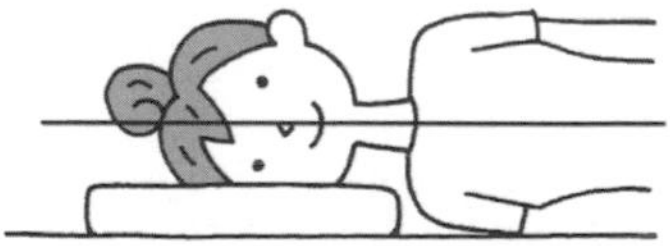

● 側睡時，身體中心線要與床面保持平行。

改善腰痛，「姿勢」與「肌肉」最重要！

在日常生活中，腰部是經常承受負荷的部位，一旦產生腰痛就很容易影響生活。

假設一位體重六十公斤的人，光是站立就會對腰部施加二十五～三十公斤的力道。當身體往前傾，例如使用吸塵器的動作，或是搬運重物時身體承受的負荷，以及與地板或地面的反作用力，都會讓腰部產生極大負擔。此外，在具有吸震性的泥土地或是堅硬的水泥地上工作，對腰部造成的負荷也有很大差異。即便是日常生活中不經意的動作，對腰部的負荷也會加劇，使腰部疼痛無比。

只要注意兩個重點，就能減輕對腰部的負擔，有效改善疼痛並預防腰痛。這兩個重點就是「姿勢」與「肌肉」。**脊椎是維持姿勢最重要的關鍵，而且天生呈現彎曲的S型，可以分散衝擊力，避免重力集中施壓於一處。**S型的脊椎形狀比直線更能承受

「前傾姿勢」會對腰部造成嚴重負擔

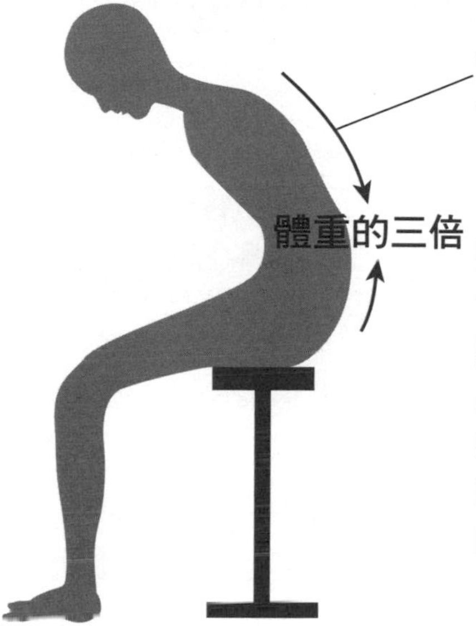

與背肌群相互抗衡的腹肌群一旦無力，就會增加腰部負擔。

頭部往前方移動的前傾姿勢，會對腰部施加約體重三倍的力道。這是因為背肌群為了避免身體往前方跌倒，所以會產生約體重三倍的力量拉住身體。由此可見，腰痛與姿勢、肌肉，有密不可分的關係。

衝擊力，最高可達十五倍。

遺憾的是，近年來受到肌力衰退與生活習慣影響，越來越多人脊椎歪斜，壓迫到通過脊椎的神經。可以確定的是，一旦背肌和腹肌群無力，就會增加腰部負擔，當身體只靠脊椎這條「柱子」支撐，自然就會造成腰痛的後遺症。

【腰痛】止痛熱敷法

雖然冰敷時血管會變細，能暫時緩解疼痛，但是想改善腰痛「絕對不能冰敷」。中醫認為腰部冰冷會導致腎臟功能低下，引發全身虛寒。如此一來，肌肉就會變硬、血液循環也會惡化，不只無法減輕腰痛，反而會使疼痛加劇。腎臟是最怕冷的器官，因此平時一定要確實保暖腰部，避免受寒。

此外，**腰痛時腹部肌肉也會變硬。除了熱敷腰部，也要將熱毛巾敷在「腹部」上。熱敷時熱毛巾要環繞腰部，並以肚臍為中心點，只敷單邊腹部即可。**假如右邊腰部疼痛，只要熱敷右邊腰部即可；若是左腰疼痛，只要熱敷左腰即可，無須整個腹部都敷上熱毛巾。

●夏天更要避免腰部受寒！

長期待在冷氣房，不只腰部會冰冷，全身都會感到虛寒。即使是夏天，只要感覺腰部受寒或疼痛，不妨在衣服底下以暖暖包保暖，熱敷腰部。

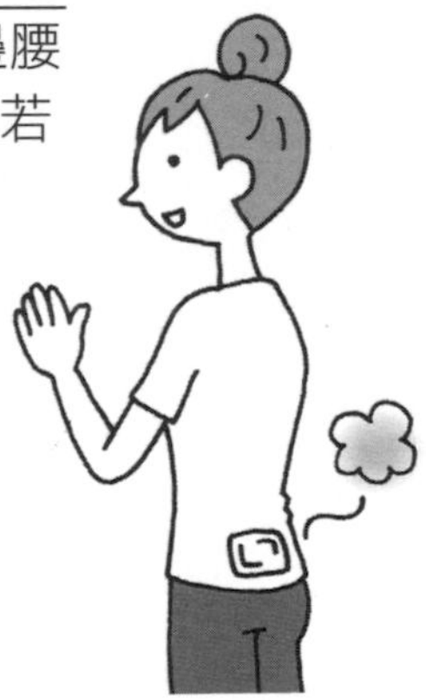

使用暖暖包時間勿過長，小心低溫燙傷！

熱敷點　腰部與腹部【側邊熱敷法】

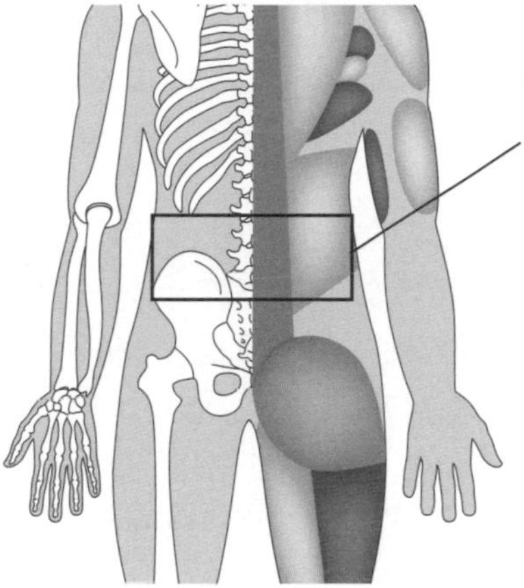

1 腰部

調整熱敷巾的大小，熱敷「肋骨以下到骨盆1/3到1/2處」，左右兩邊要敷到「側腰」部位。

Point 敷完單邊後，若仍覺得疼痛並無改善跡象，請熱敷整個腰部。

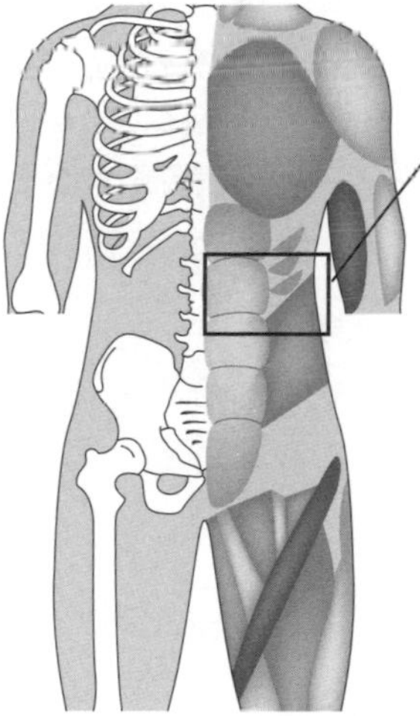

2 腹部

針對腰痛處熱敷。以肚臍為中心，將熱敷巾放在「最後一根肋骨以下，到骨盆1/3到1/2處」，左右兩邊則要「稍微蓋到側腰」。

Point 整個腰部都疼痛時，可熱敷整個腹部。

「一個動作」改善腰痛

大多數支撐腰部的肌肉都屬於一般肌力訓練難以鍛鍊到的深層肌肉。在前作《一個動作治好腰痛》中，曾介紹過利用骨盆中心的「薦骨」鍛鍊肌肉，穩定腰部與身體姿勢的方法。不過，想要確實下壓薦骨鍛鍊肌肉，即使是專家也很難做到，因此我提倡使用「臀枕」，這是每個人都能輕鬆實踐的肌肉鍛鍊法。

使用「臀枕」不僅可改善腰痛，還能減輕肩頸痠痛，改善因身體姿勢引起的各種慢性疼痛，而且肌力增強後，還可達到提升體溫、減肥瘦身的目的。本書也將簡單介紹《一個動作治好腰痛》的內容，請各位搭配熱敷法，進一步消除疼痛，打造健康身體。

造成腰痛的三大主因

1 薦骨與脊椎互相牽動

肌肉衰退與過度挺腰會導致薦骨歪斜，進而引發腰痛等因骨骼失衡引起的各種問題。

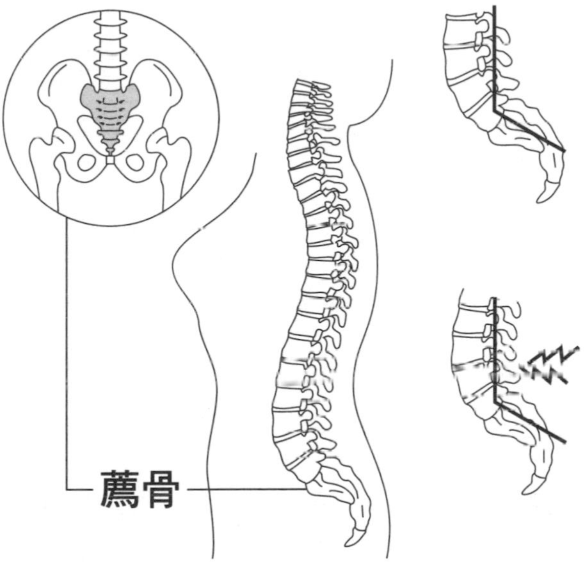

2 身體過度前傾，脊椎就會歪斜

隨著年齡增長或運動不足引起肌肉退化，薦骨就會過度往前傾，導致脊椎越來越歪斜。

3 過度挺腰拗背，也會產生腰痛

過度挺腰拗背會造成脊椎與薦骨的角度過大，導致壓力集中在一處，腰部容易感覺疼痛。

【下壓薦骨】有效改善腰部痠痛

只要躺在地上，放鬆全身力量並活動臀部即可。簡單的一個動作，就能同時鍛鍊腹横肌及位於體幹的所有深層肌肉。

1 將大浴巾摺成寬50公分、長30公分的「臀枕」（詳細說明請參考《一個動作治好腰痛》101頁）

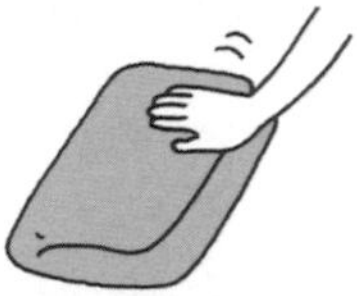

2 **仰躺，臀部放在臀枕上**

將骨盆放在臀枕上。雙手交握在後腦勺，或身體兩側，只要感到輕鬆即可。

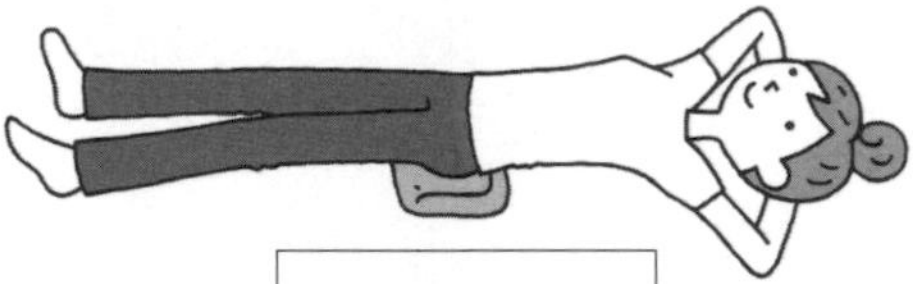

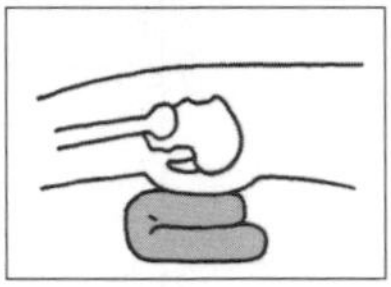

3 **開始下壓薦骨**

膝蓋彎曲，將背部往地上壓，接著放鬆回復，不只縮小腹，還要將背部用力往下壓。

放鬆

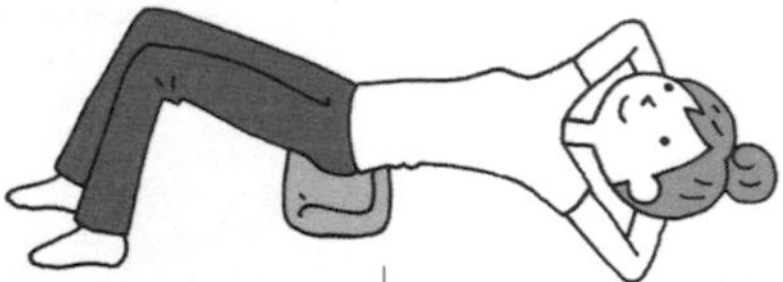

下壓薦骨

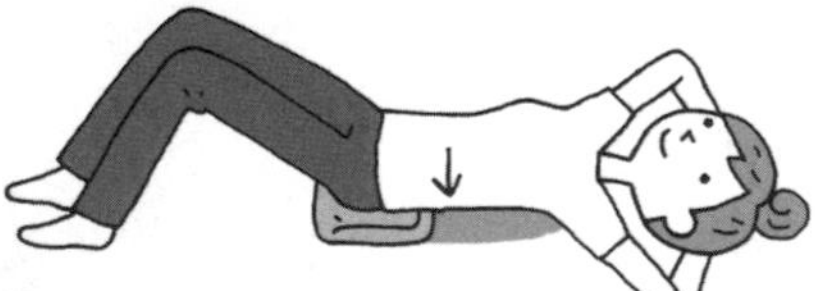

Point 將背部往地上壓。30次為1組，重複3～5組。

雙手不時痠麻，是因為神經被壓迫了！

手部、手臂產生疼痛或麻痺的主因有以下二點：

❶神經受到壓迫——產生刺痛或麻麻的感覺

通過脊髓的末梢神經遭到壓迫，頸椎骨骼變形是手部痠麻最常見的原因，當脊髓受到壓迫，不只手部與手臂，腿部也會感到麻麻的，嚴重時還可能麻痺失去知覺。

❷肌肉僵硬、關節異常——產生抽痛或慢慢擴散的麻痺感

因肩頸附近的肌肉僵硬、關節疲勞或異常壓迫神經時，會產生抽痛、鈍痛以及慢慢擴散的麻痺感。

❸其他原因

內臟與其固有的骨骼肌關係密切，肺臟和心臟等內臟疾病，有時也會引起肩膀、手臂疼痛或麻痺。熱敷法能有效改善❶與❷，不只針對疼痛部位治療，還要熱敷頸部、肩膀與背部，放鬆肌肉就能迅速消除疼痛。

由於雙手是日常生活中最常使用的身體部位，因此最容易因肌肉與關節疲勞，引發各種問題。一般而言，肩頸肌肉僵硬是引起手部和手臂疼痛、麻痺最大的原因。不過，近年來有越來越多患者因為長時間使用電腦，而成為「低頭族、駝背族」。平時應改善不良姿勢，避免罹患肩頸痠痛、手部與手臂疼痛以及腰痛的「三重打擊」。

【手部・手臂】肌肉圖鑑

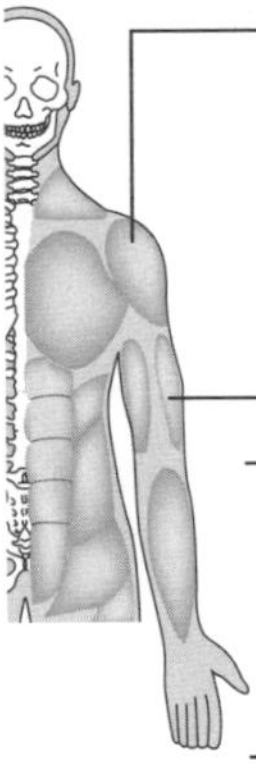

三角肌

覆蓋整個肩關節的肌肉，抬高肩膀、活動雙手時都會用到這條肌肉。

肱二頭肌

俗稱「小老鼠」的肌肉。主要功能是屈曲或向外轉動肘關節。

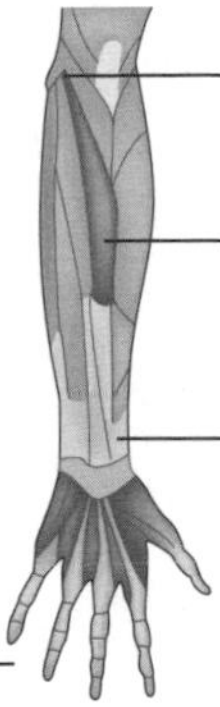

肱橈肌

橈側屈腕肌

伸肌支持帶

此處僵硬會引發腱鞘炎。

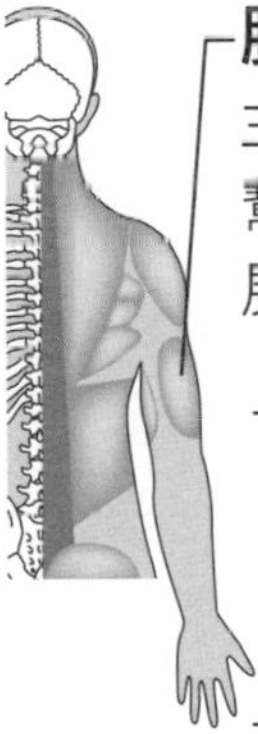

肱三頭肌

主要作用是幫助手臂伸展，屬於「伸肌」。

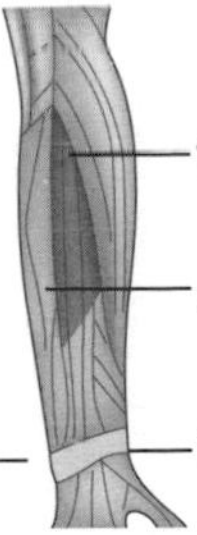

伸指肌

尺側伸腕肌

伸肌支持帶

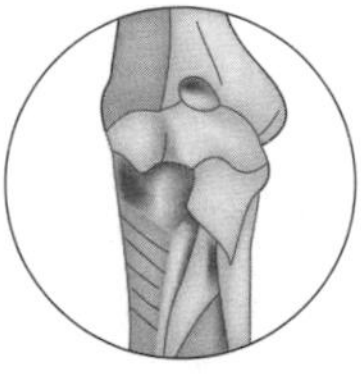

每一個手臂和手指的細微動作，都是由手肘、指關節、肌腱、肌肉與神經緊密相連、相互牽動所展現的結果。

【手臂麻痺】止痛熱敷法

手臂麻痺的起因通常是頸部和肩胛骨周邊肌肉僵硬痠痛。尤其是上手臂和手指麻痺，大多是頸部肌肉僵硬所引起；手肘內側也會因肩胛骨周邊肌肉僵硬，壓迫神經，而出現麻麻的感覺。

手臂麻痺原因都與血液循環不良有關，**因此只要勤加熱敷就能有效改善。簡單的「指尖按壓」與「手肘泡熱水」也十分有效**，不妨多加嘗試。只要不是因為內臟等其他疾病引起的麻痺，絕對能看到效果。

雙手痠麻時，立即見效的【指尖指壓】

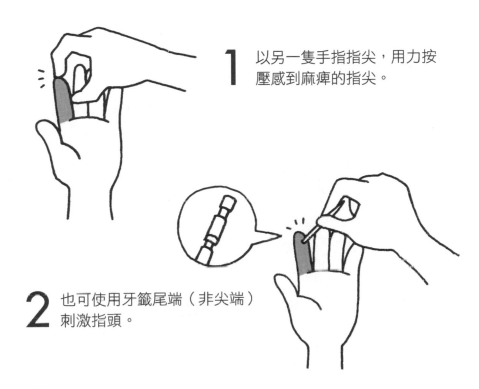

1 以另一隻手指指尖，用力按壓感到麻痺的指尖。

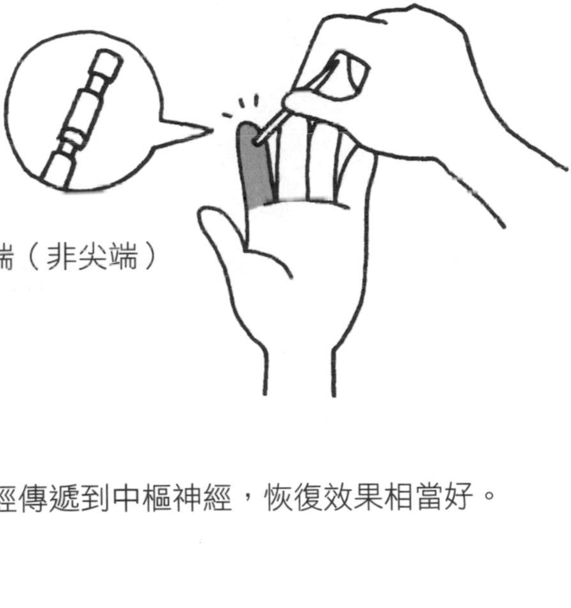

2 也可使用牙籤尾端（非尖端）刺激指頭。

3 刺激會從末梢神經傳遞到中樞神經，恢復效果相當好。

Point 若是手臂麻痺，就要針對發麻那隻手的五根手指按壓刺激。

熱敷點 手肘➡下手臂【半手熱敷法】

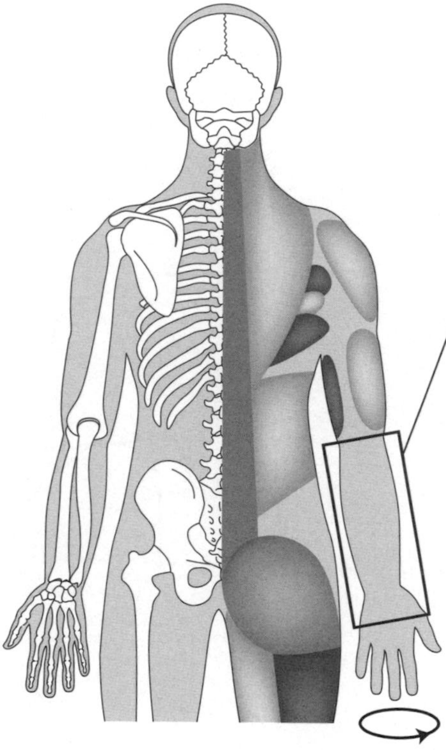

1 手肘至大拇指根部

以熱敷巾包覆手肘到大拇指根部。

Point 只要熱敷感到麻痺的手即可。

2 從手肘下方環繞一圈。

紓緩疼痛

【屈肘溫泡】熱水消痛法

1 準備一個手肘彎曲時，可以浸泡「手肘以下」部位的臉盆，若是臉盆太小無法放入雙手，可以只泡感覺麻痺的那隻手。

2 將超過 45℃ 的熱水倒入臉盆，浸泡手肘以下部位，一直泡到胸口感覺發熱為止。

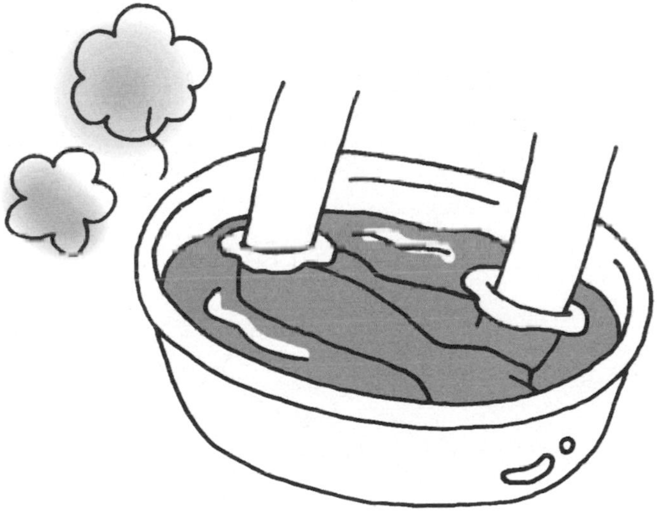

Point 請使用水溫超過 45℃，感覺有點燙的熱水浸泡。

【手肘・手腕疼痛】止痛熱敷法

手肘與手腕疼痛都是起因於不斷重複相同動作。以前最有名的病例就是「棒球肘」和「網球肘」，自從電腦普及後，現在最常見的就是取代「板機指」、躍身為主流的新名詞「電動指」。**大多數疼痛都集中在手肘、手腕和指關節，只要熱敷就能有效改善。可用熱毛巾熱敷，也可以嘗試【屈肘溫泡】**，讓慣用手好好休息，享受熱敷的舒適感。

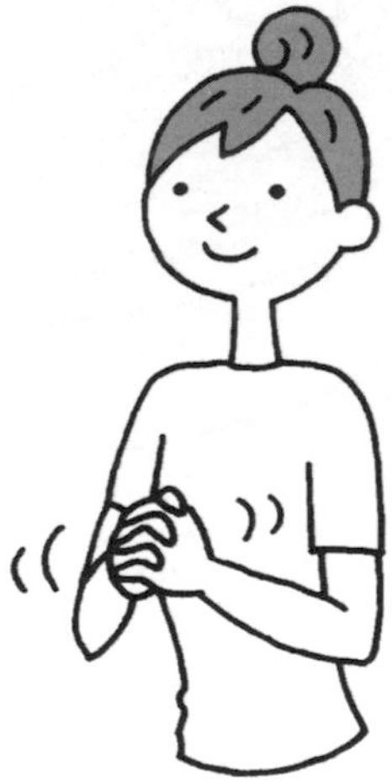

電腦族、主婦容易得【腕隧道症候群】

「腕隧道症候群」的典型症狀是除了手腕肌肉腫脹、手腕疼痛外，手指與手掌也會感到麻痺。近年來有越來越多人因為過度使用手部，導致疲乏韌帶壓迫通過手腕中央的「正中神經」，罹患腕隧道症候群。**高風險族群包括一整天對著電腦工作的上班族、沉迷於電動的青少年，以及做家事時經常使用手腕的家庭主婦等。**由於這類病患只會增加不會減少，相信在不久的未來，腕隧道症候群將與肩膀痠痛、腰痛一起並列「國民病」之首。

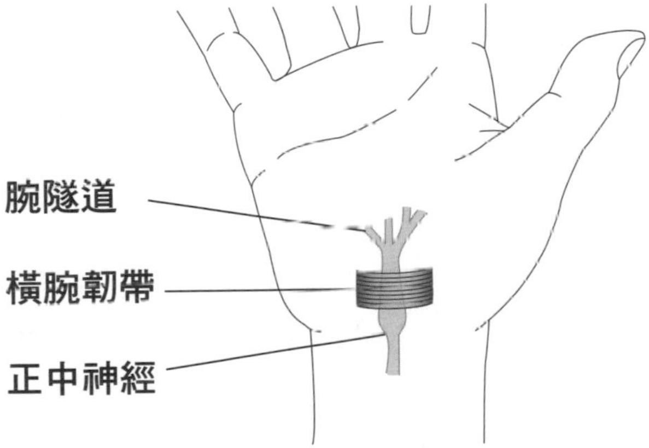

腕隧道是由骨骼與韌帶共同組成的隧道，隧道內有神經、肌腱和韌帶通過。不斷重複相同動作，例如一整天打電腦時，容易引起腕隧道發炎，壓迫通過隧道裡的正中神經，導致手腕疼痛或手指發麻。

熱敷點　肩膀與手肘上身【半側熱敷法】

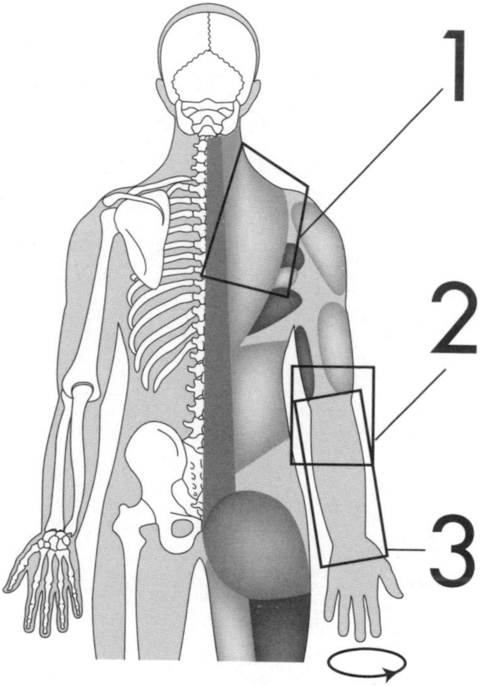

1 肩膀

正面要覆蓋到「鎖骨」，背部則要蓋住「超過肩胛骨一半」的部位。熱敷巾的敷法與第 81 頁相同。

2 手肘（手肘痛）

上下手臂都要熱敷到「1/3 處」，範圍越大效果越好。

3 手肘～手部（手腕疼痛）

熱敷從「手肘上方到大拇指根部」的位置。

Point 繞著手臂一圈完整包覆。只要熱敷感覺疼痛的肩膀和手臂部位即可。

紓緩疼痛

【手腕放鬆】伸展操

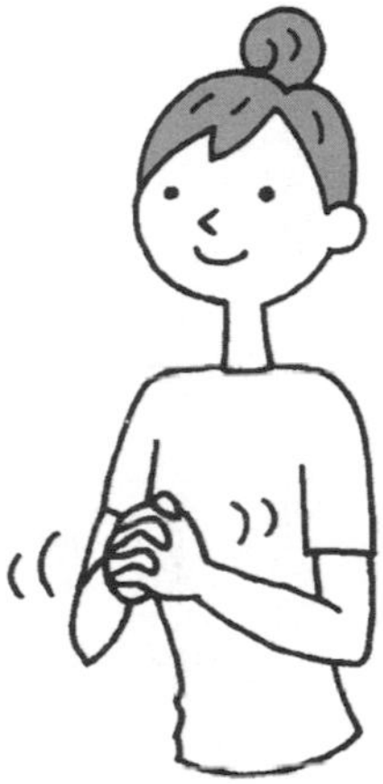

1 轉動手腕

雙手交握，輕鬆地轉動手腕。持續1～3分鐘後，往反方向轉動，重複相同動作。

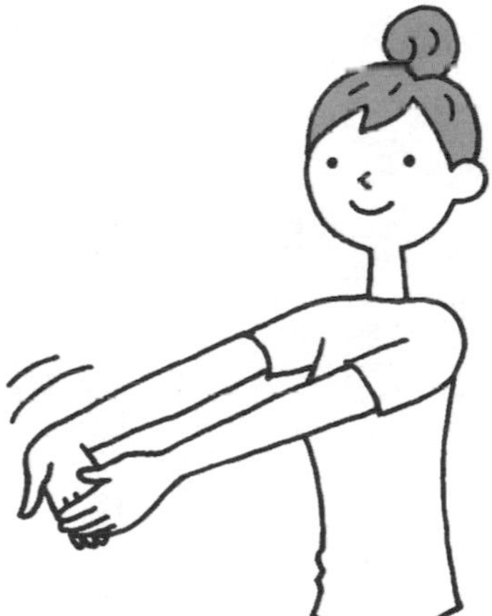

2 反折手腕

手掌朝上，用另一隻手將手掌往身體方向壓，反折手腕，維持此姿勢 8 秒。接著換手重複相同動作。

Point 手肘伸直或彎曲時，可以伸展到不同部位，不妨多試幾次，找出適合自己的動作。

「雙腿水腫」會囤積致痛物質，引發慢性疼痛

因為手腳功能相近，這兩個部位的疼痛症狀也有共通之處。例如神經受到壓迫會引起抽痛、肌肉僵硬與肌力衰退容易導致鈍痛，其他疾病也會引發腿部疼痛和痲痺。

腿部與手臂最大的不同處在於，下半身容易水腫。這是因為身體的兩大循環體液「血液」與「淋巴液」之中，**血液有心臟發揮幫浦功能，淋巴液不僅沒有心臟幫忙推進，流動速度也十分緩慢。**從心臟流出的血液，運行身體一圈再回到心臟只要四十秒。相對於此，淋巴液運行身體一圈，大概需要十二到二十四小時。

一旦出現水腫症狀，老舊廢物和疲勞物質、致痛物質就會同時囤積在體內，讓疼痛加劇，導致長期慢性疼痛。腿部痲痺大多起因於水腫或運動不足，因此消除並預防水腫是最重要的關鍵。必須促進容易停滯的淋巴液循環，幫助排出老舊廢物。

●雙腿疼痛時，先熱敷「小腿肚」，別急著按摩

想要促進淋巴循環，就一定要鍛鍊肌肉。肚臍以下的下半身肌肉，佔全身肌肉的七到八成，可發揮幫浦功能，促進淋巴液循環，其中以「小腿肚」最重要。肌肉收縮會壓迫血管，增加輸送的壓力，幫助停滯在下半身的淋巴液與血液回到心臟。這個作用和擠牛乳的動作相似，因此稱為「擠乳作用」。

小腿肚是整個下半身肌肉中，負責發揮擠乳作用的中心，又名「第二心臟」。值得注意的是，光是鍛鍊肌肉無法發揮「小腿肚幫浦功能」，也無法改善水腫。唯有放鬆與收縮才能讓肌肉發揮幫浦功能。有些人經常在雙腿疲勞時按摩小腿肚，但我不認為這是好方法。**當腿部出現疼痛症狀時，小腿肚也會變得很僵硬。先熱敷放鬆肌肉，再做伸展操活化肌肉功能，才是最好的方法。**

【腳部麻痺】止痛熱敷法

腳部感覺痠麻時，請熱敷小腿肚，促進腳部的血液循環。此外，利用大拇指指腹或拳頭按壓腳掌、腳踝四周，即可刺激末梢神經，紓緩麻痺症狀。

腳部麻痺通常起因於水腫或缺乏運動，因此**平時就要適度運動，雙腿感到疲累時一定要熱敷**，放鬆腿部肌肉。

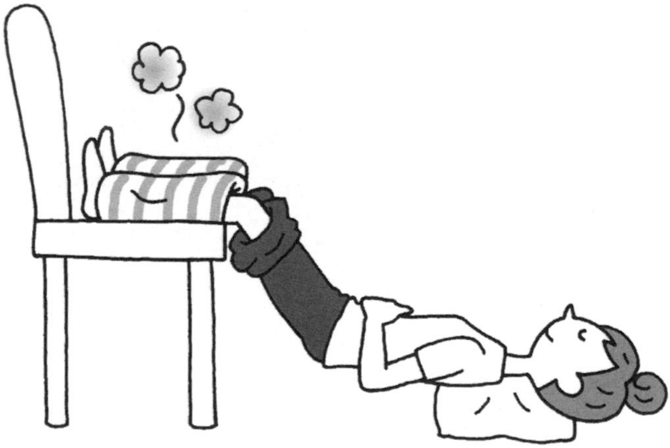

【按壓趾尖】有效緩解麻痺！

按壓趾尖，從末梢神經傳遞刺激到中樞神經，就能緩解麻痺感。由於腳部的感覺比手部遲緩，因此一定要用力按壓，直到感覺疼痛為止。按壓之後再撐開趾縫，促進全身血液循環。

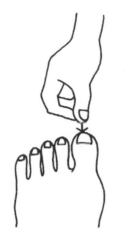

1 針對感到麻痺的那隻腳，從「大拇趾刺激到小趾」。利用手指從左右兩邊按壓腳趾附近也很有效。

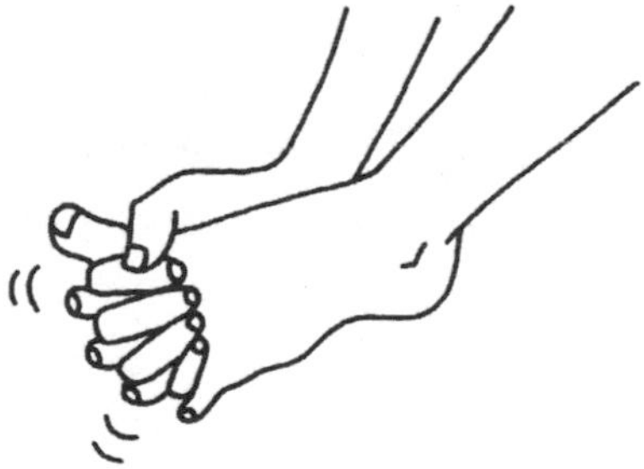

2 將手指插入趾縫間，撐開趾縫。這個動作可以促進全身血液循環，沒有麻痺問題的那隻腳也要跟著做。

紓緩
疼痛

【消水腫】頂牆踮腳運動

重複踮腳放下的動作不僅可以鍛鍊小腿肚肌肉，也能有效消除水腫。此處介紹躺著運動的方法，若想進一步鍛鍊小腿肚，也可以站著做加強效果。

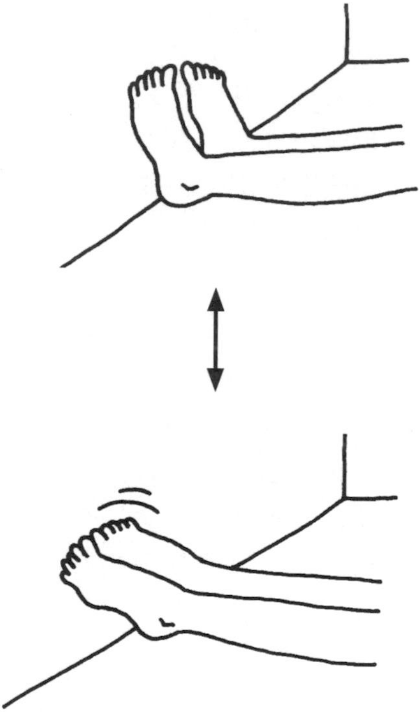

1 採取躺姿，腳掌緊貼牆壁。

2 腳尖用力頂住牆壁，伸展腳踝，維持此姿勢 8 秒，接著放鬆回復原來姿勢。

Point 踮腳時膝蓋要伸直，重複 8～15 次。

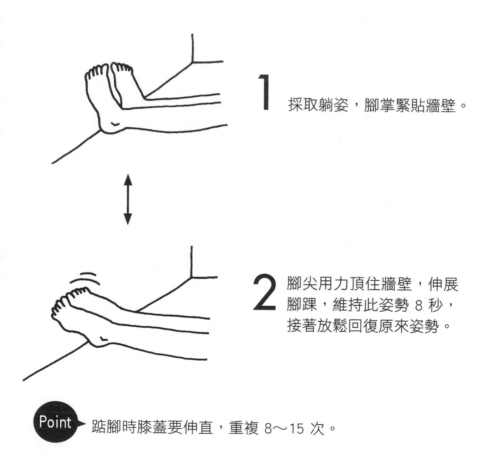

熱敷點　小腿肚【平躺抬腿熱敷法】

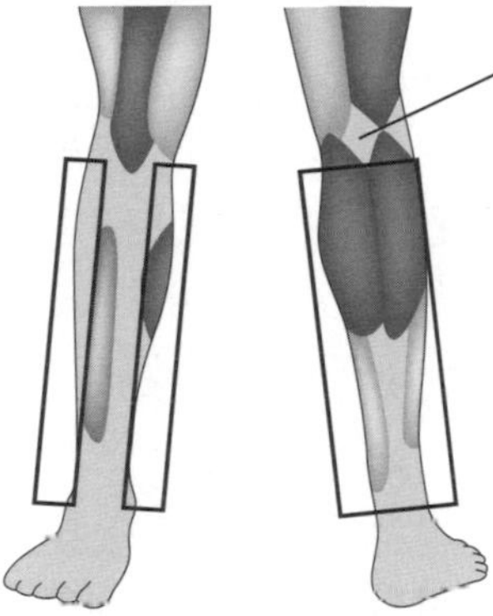

1　小腿肚

用熱敷巾將「整個小腿肚」包起來。

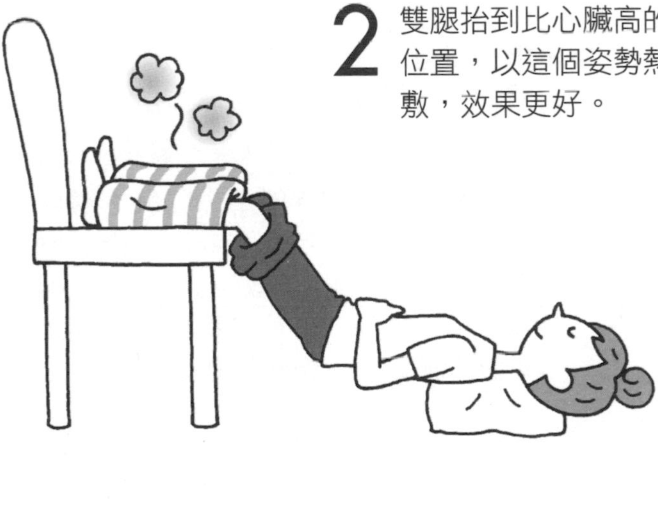

2　雙腿抬到比心臟高的位置，以這個姿勢熱敷，效果更好。

【膝蓋疼痛】止痛熱敷法

膝蓋是全身體積最大的關節，不僅要支撐體重，每當跑步、跳躍時，還要承受強烈衝擊，使用量相當大，而且會隨著年齡增長越來越疲乏。開設健康中心後，我發現很多人都有膝蓋的問題，可以説是幾乎每個人的膝蓋狀況都不好。

進入中高齡之後，即使平常膝蓋沒有不適的人，接受健康檢查會發現約有六成民眾膝蓋狀況不佳。許多人年輕時因為運動留下「舊傷」，只要一到冬天或濕氣較重的季節，就會出現抽痛。

一般來説，突然發作的疼痛都要「冰敷」鎮定發炎症狀，不過四十歲以後處理急性疼痛時，就要視情形才能冰敷。因為四十歲後，每個人的膝蓋多少會衰退，在長期使用下，原本用來緩解膝蓋衝擊的半月板遭到磨損，腰腿肌肉也比年輕時無力。

除非是強烈撞擊或突然用力扭轉，導致膝蓋周圍腫起，出現明顯的發炎症狀，否則貿然冰敷會使疼痛更加劇烈。四十歲以後的膝痛，要用「熱敷」紓緩。另一方面，膝蓋有慢性疼痛問題的患者，務必要控制體重，避免增加膝蓋負擔。

熱敷點　膝蓋【護膝式熱敷法】

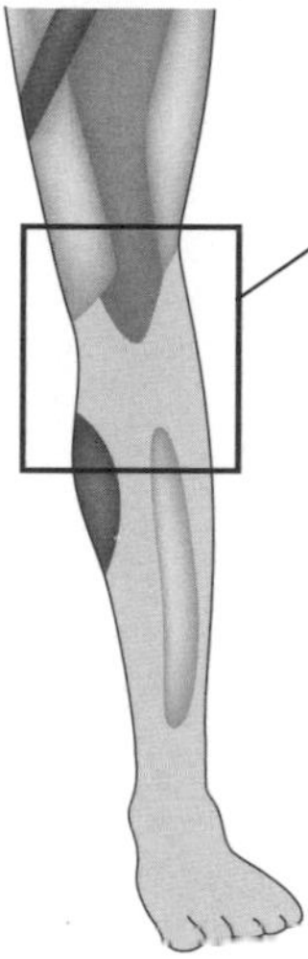

1 **膝蓋**

以膝蓋為中心，蓋到「大腿下方與小腿上方」，用大條的毛巾熱敷止痛的效果較好。

Point 可以只敷感覺疼痛的那隻腳。

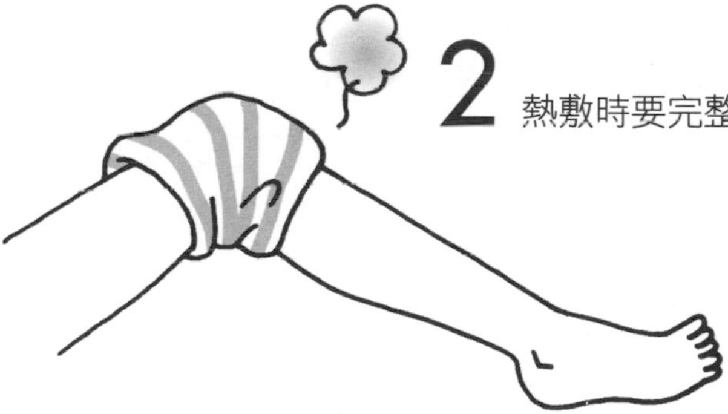

2 熱敷時要完整包覆膝蓋。

Point 更換熱敷巾，重複2～3次。

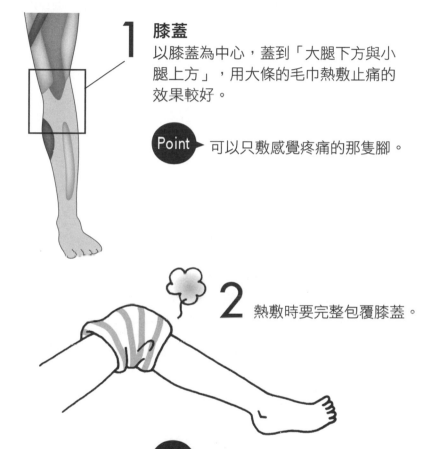

紓緩疼痛

膝蓋【椅子伸展操】

如下圖所示，雙腿放在椅子上，仰躺在地。這個姿勢可讓膝蓋利用座椅邊緣確實伸展。感覺膝蓋有伸展即可。在這個姿勢下採用熱敷法，可提升效果。

1 將椅背斜靠牆壁。

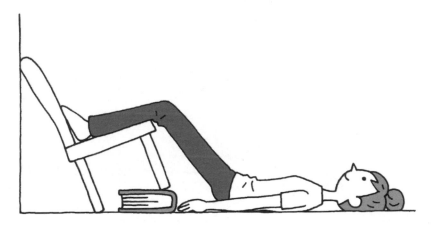

2 椅子底下墊一本書，做出約45度傾斜。

3 雙腿放在椅面上，上半身緊貼地面。適度調整椅子與地面的角度，避免對小腿肚和腰部造成負擔。

【髖關節疼痛】止痛熱敷法

許多女性都有髖關節疼痛的煩惱，尤其是邁入中年後，超過八成的變形性髖關節炎患者起因於先天性髖關節脫臼；即使是與先天性因素無關的患者，也會因為軟骨磨損，導致關節縫隙變窄而感到疼痛。**初期可利用伸展操伸展髖關節，就能有顯著改善**。

此外，**當身體軸心歪斜，體重施加在左邊或右邊身體，也會造成髖關節疼痛，因此一定要矯正姿勢**。若持續從事熱敷法都無法改善疼痛，或是疼痛越來越劇烈，請務必就醫，接受專業治療。嚴重時不只會現疼痛症狀，還會影響走路、起立等日常動作，絕對不可掉以輕心。

熱敷點　大腿根部➡臀部【熱敷巾包覆法】

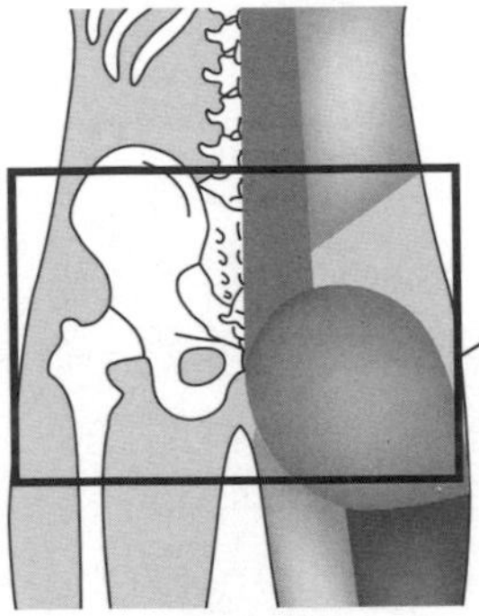

▲臀部

1 大腿根部➡臀部

由於臀部肌肉也變僵硬，熱敷時一定要針對感到疼痛的那一邊，「完整覆蓋髖關節與臀部」。

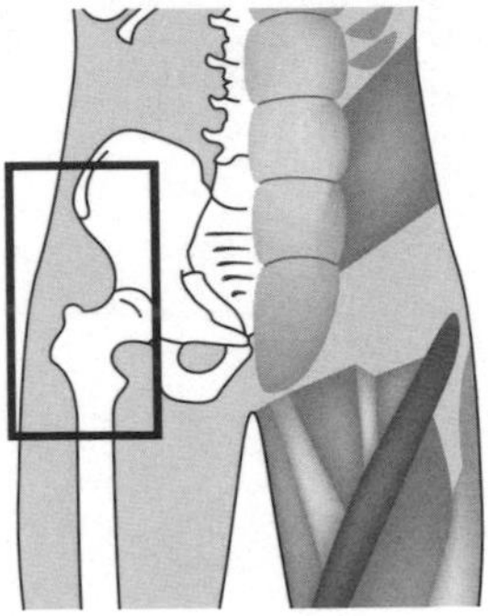

▲腹部

2 針對感到疼痛的那一邊，將熱敷巾從「髖關節往前覆蓋至腹部」。

3 熱敷巾一定要蓋住「骨盆與腿骨接合處的大轉子」。

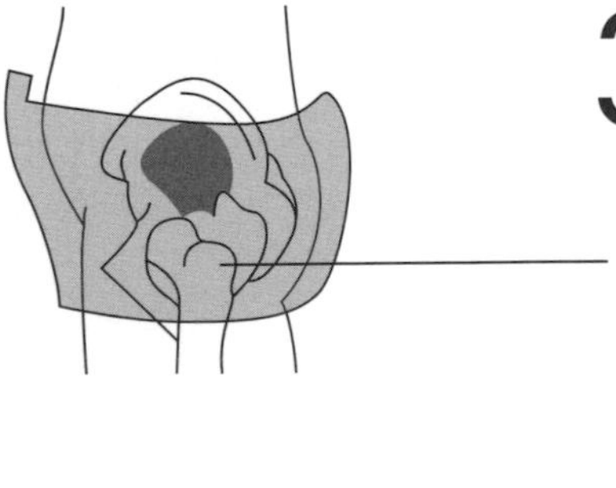

紓緩疼痛

【伸展大腿】轉腳運動

1 施術者將一腳伸至患者坐骨附近頂住，雙手握住患者腳踝，將腳踝輕輕往前拉。

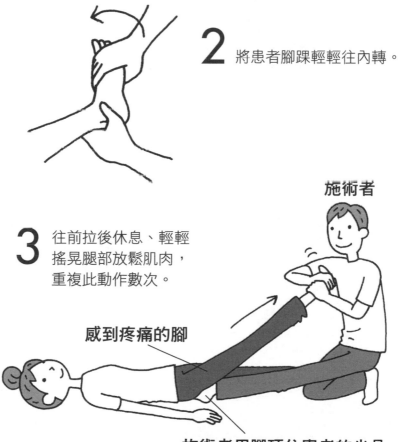

2 將患者腳踝輕輕往內轉。

3 往前拉後休息、輕輕搖晃腿部放鬆肌肉，重複此動作數次。

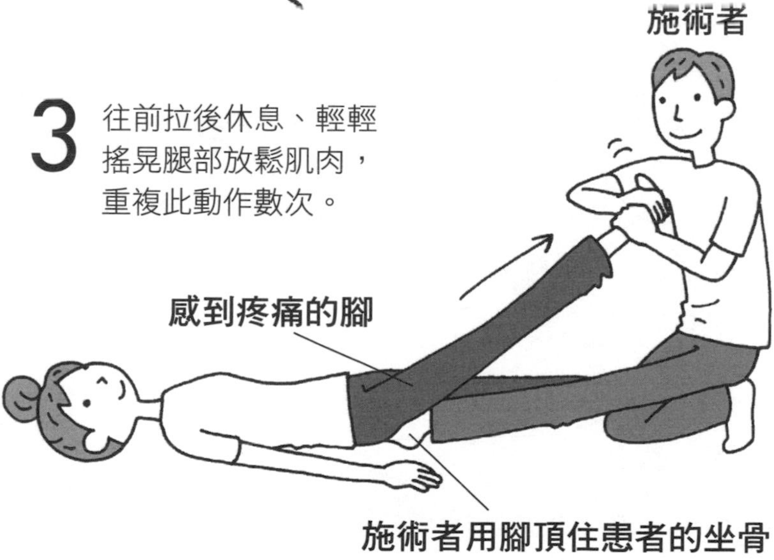

坐姿【髖關節伸展操】

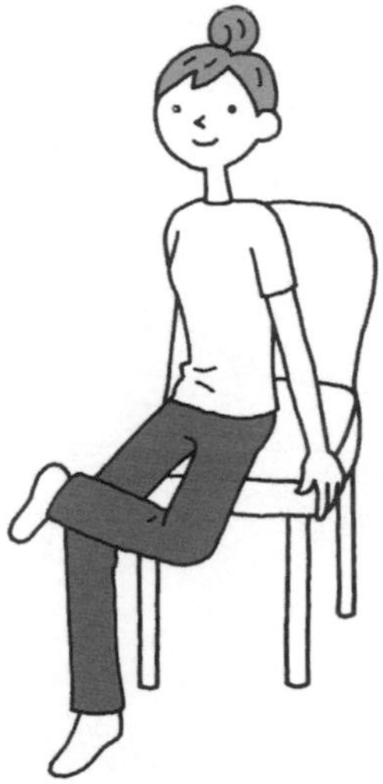

1 將左腳放在右腳大腿上。

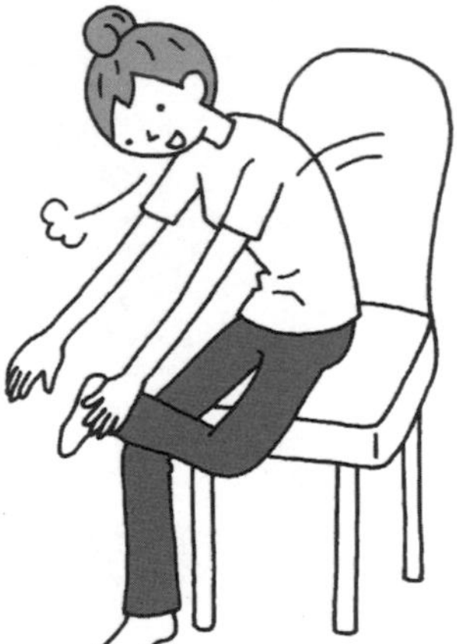

2 一邊吐氣，上半身往前傾。自然呼吸，維持此姿勢 20 秒。

Point 另一邊也重複相同動作。感到較難完成的那一邊可多做一次。

【腳跟疼痛】止痛熱敷法

由於腳跟負責支撐體重並具有緩衝功能，還要維持身體平衡，因此腳跟是全身肌膚中，最厚、最硬的部位。只要腳跟產生疼痛，身體就會失衡，影響身體姿勢與走路方法，也會造成其他部位產生不適。

形成慢性腳跟疼痛的原因相當複雜，這些原因會在日積月累之下慢慢浮現出問題。**身體姿勢、走路方法、日常生活的習慣動作、穿不合腳的鞋等，肥胖也會造成腳掌負擔**，這些都是導致腳跟疼痛的主因。即使如此，對於雙腳行走的人類而言，腳跟是走路時必會用到的部位，一定要盡一切可能改善疼痛。請在無法走路、身體重心嚴重失衡前，早日減輕惱人的腳跟疼痛。

熱敷點 腳踝➡腳跟【襪套熱敷法】

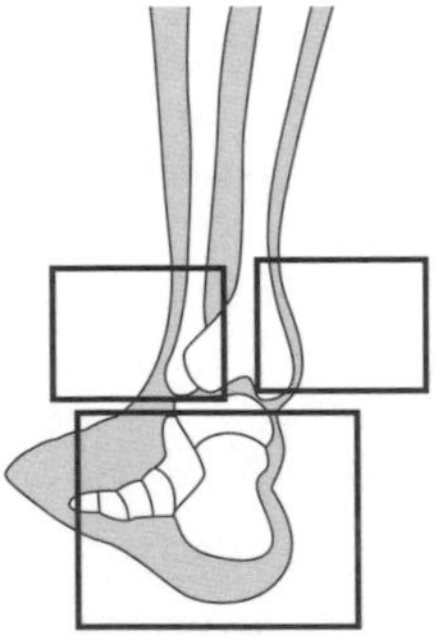

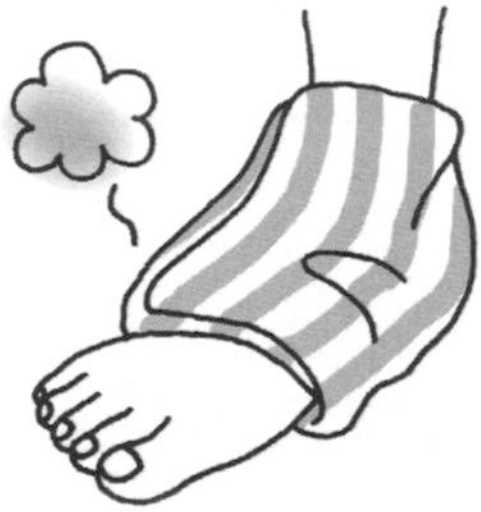

1 **熱敷內、外腳踝至腳跟**
調整熱敷巾的大小，完整包覆感覺疼痛的「整個腳跟與內、外腳踝」。

2 包好熱敷巾後，再穿上襪子，就能提升保暖效果！

40～59歲男性好發【足底筋膜炎】

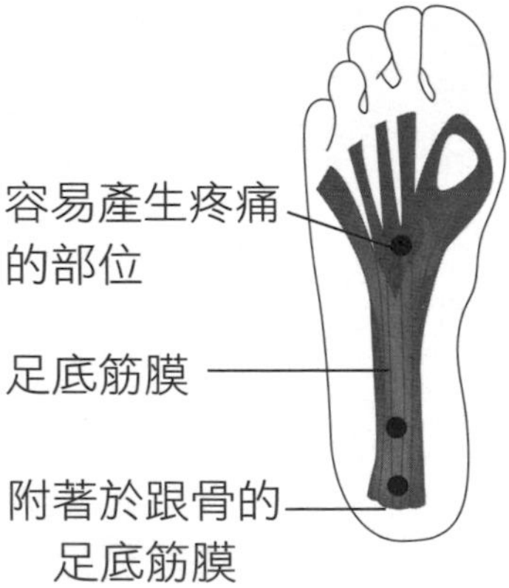

早上起床後，雙腳著地或邁出步伐時，腳跟內側感到疼痛，很可能是罹患足底筋膜炎，起因為足底筋膜過度拉扯引起發炎，越接近跟骨，疼痛會越強烈。

● 年齡增長、運動過度以及肥胖、不合腳的鞋子都會引起腳跟疼痛。

紓緩疼痛

【拳頭按壓法】&【足湯】

●以拳頭按壓【腳掌】

●以手指按壓【腳踝周圍】

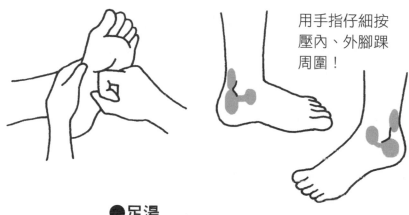

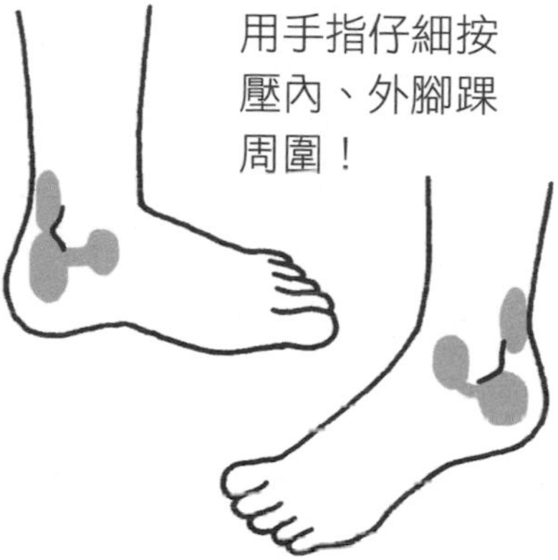

●足湯

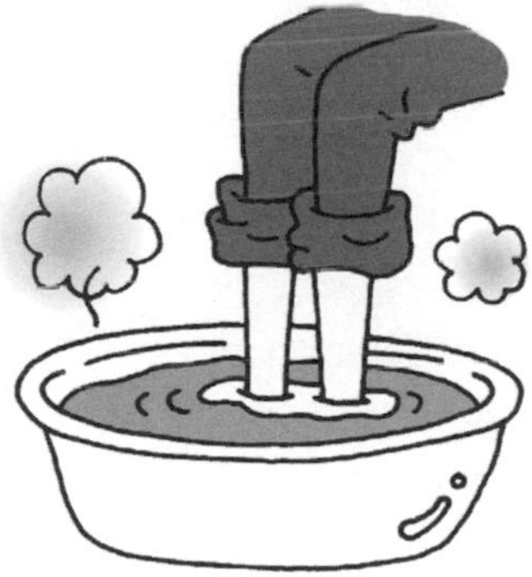

在臉盆裡倒入超過45℃的熱水，雙腳浸泡至腳踝上方，泡到腳跟感覺溫暖為止。腳部的所有疼痛都能透過泡足湯改善。

熱敷專欄 5

預防風濕痛，平時的「保暖」很重要！

很多人的膝蓋比天氣預報還精準，只要膝蓋開始疼痛，隔天一定會下雨。自古人類持續研究天氣對身體的影響，甚至可以回溯至古希臘的文獻記載。事實上，天氣影響身體狀況甚鉅，尤其是早晚溫差大的季節轉變期間，最容易感到身體不適。氣溫、溼度與氣壓中，「氣壓」是導致疼痛最大的關鍵。

注意身體保暖，預防天氣驟變引起不適

一般人對於氣壓並沒有太大感覺，不過，**當氣壓下降到一定程度時，身體就會開始膨脹。此時體內水分與神經也會跟著膨脹，衍生出各種身體不適。**當交感神經受到刺激，就會收縮血管，膨脹的血液無法順利通過血管，血液循環變差，疲勞物質無法排出，便開始產生抽痛的感覺。

人類無法控制天氣，不過，只要平時多注意，就能預防隨著天氣變化產生的疼痛。重點是隨時保時身體溫暖，絕對不可受寒。**只要天氣變冷就多穿幾件衣服，或是隨身攜帶暖暖包，熱敷疼痛部位。此外，關節痛患者應控制飲食、從事輕度運動，避免體重增加。**

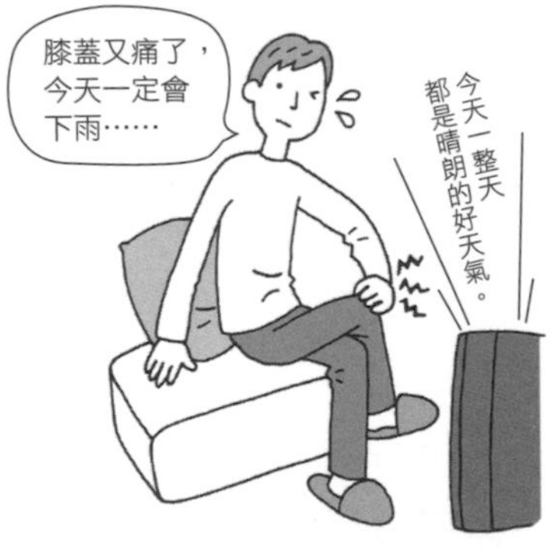
膝蓋又痛了，
今天一定會
下雨……
今天一整天
都是晴朗的好天氣。

Part 3

身體微恙與緊急應變

改善15個身體不適的熱敷急救點與居家伸展操

「神奇熱敷法」能有效提高免疫力，
並調整重要的自律神經功能。
本章也介紹了外出緊急應變的止痛法。

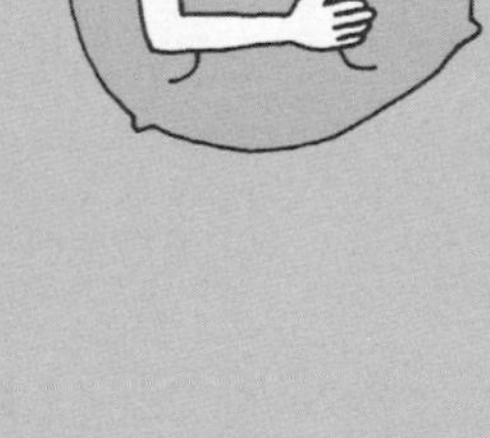

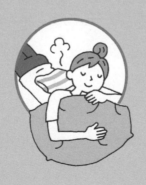

趕走虛寒體質，中西醫都推薦的「神奇熱敷法」

各位也許聽過「半健康狀態」，意思是目前的狀態還不能算是生病，但已出現自覺症狀，而且未來會形成疾病。「半健康」的概念首見於中國最古老的醫學書籍，此後中醫除了健康與疾病外，在兩者之間還新增了一個「未病」範疇，發展出在未病期間治癒不適，防患未然的預防醫學。

中醫認為「氣血」是身體能量的來源，一旦氣血循環與平衡失調，就會引發各種不適＝未病。「氣」是循環全身的生命能量，十分接近自律神經功能；「血」則代表了血液。中醫所說的「未病」在西醫的觀念裡，類似自律神經失調引起的不定愁訴症狀，「未病」幾乎是自律神經失調的同義詞。

「低體溫」會讓健康狀況越來越差

第一章詳細解釋了低體溫引起自律神經失調，導致身體不適的理由，此觀念也與中醫相同。中醫所說的「虛寒」是指體溫低下。當體內虛寒，血液就會變得混濁，引起未病狀態，增加罹病風險。從西醫角度說明，體溫低下會導致內臟功能不彰，血液裡堆滿了脂肪、糖分、尿酸與乳酸等各種老廢物質，形成「濃稠的血液」，引發代謝降低與身體不適。無論從哪個立場來看，中西醫皆認為「虛寒是健康大敵」。

中西醫還有另一個共通觀點就是：「提高體溫」能恢復原有的治癒力與自行修復力，在疾病真正形成前，改善不適症狀。因此我將在本章介紹各種可以提升全身修復力的方法，幫助各位紓緩因手腳冰冷、體質虛寒引起的不適，以及惱人疼痛。

「生熱力」就是生命力。遺憾的是，生熱力會隨著年齡增長或日常習慣而日益減弱。**所以我們可利用最簡便有效的「神奇熱敷法」補強，從外部加熱維持體溫，活化與生俱來的自癒力。**

【失眠・情緒焦躁】紓緩熱敷法

有失眠困擾的人，**睡前 30 分鐘不妨先溫暖雙手與雙腳，再進入被窩。**

溫暖手腳時血管會擴張，為了維持體溫，身體會產生「熱輻射」效應，散發多餘熱氣。如此一來，加溫後的血液就會變冷、體溫下降，開始萌生睡意。這個方法也能有效消除焦慮的情緒，不妨嘗試看看。

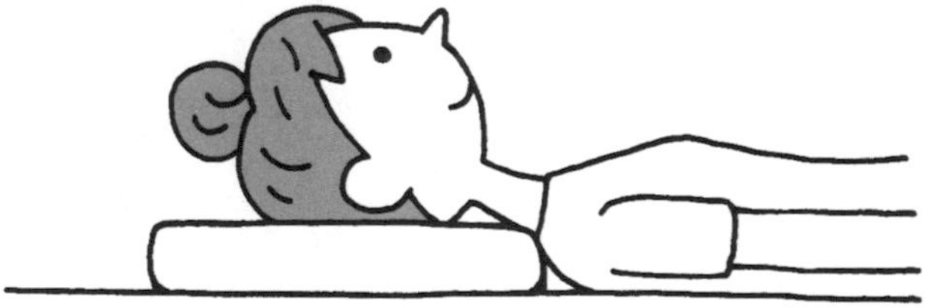

熱敷點　雙手與雙腳【舒眠熱敷法】

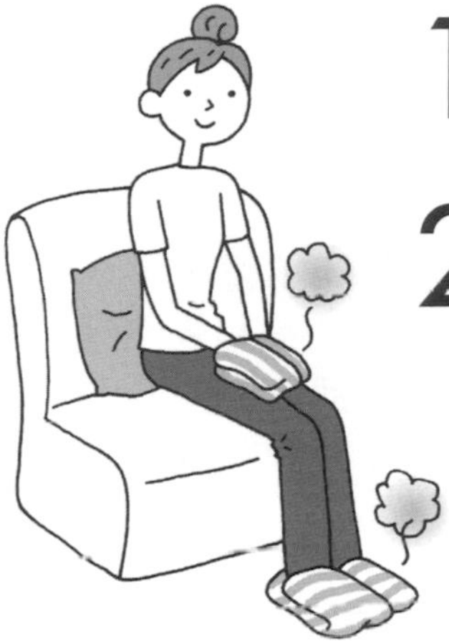

1 在睡前 30 分鐘熱敷。以熱敷巾包覆「雙手及雙腳」。

2 毛巾冷卻後即結束。手腳溫度慢慢下降的時候是最佳的入眠時機。

Point 先做好就寢準備再進行熱敷，就能準確掌握入眠時機。

熱敷急救　用暖暖包熱敷【心窩】

熱敷從「胸口到肚臍」的中心位置。

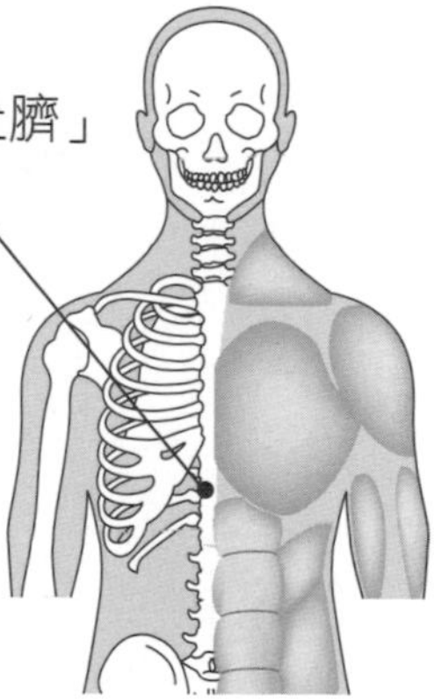

Point 感到疲勞時，胃部也會疲憊不堪。外出旅行在陌生環境無法入眠時，不妨利用暖暖包或泡半身浴，溫暖心窩附近，就能幫助入眠。

【眼睛疲勞・乾眼症】
紓緩熱敷法

熱敷眼周附近和後腦勺，改善血液循環，也能有效消除眼睛疲勞與乾眼症等問題。若是伴隨肩頸痠痛而產生的眼睛疲勞與乾眼症，也要同時熱敷肩膀和頸部。

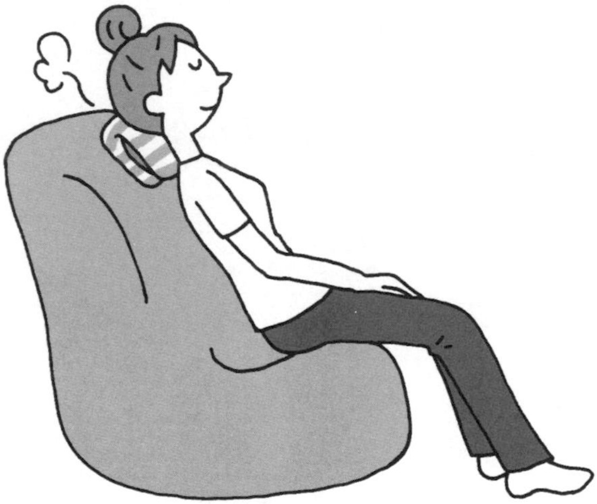

熱敷點 眼周與後腦勺【活化視神經熱敷】

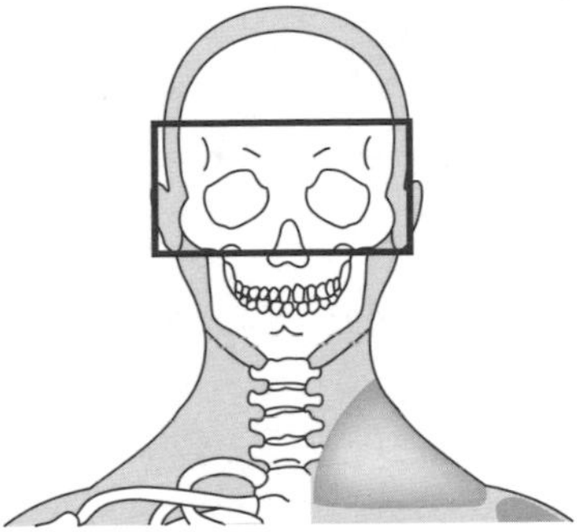

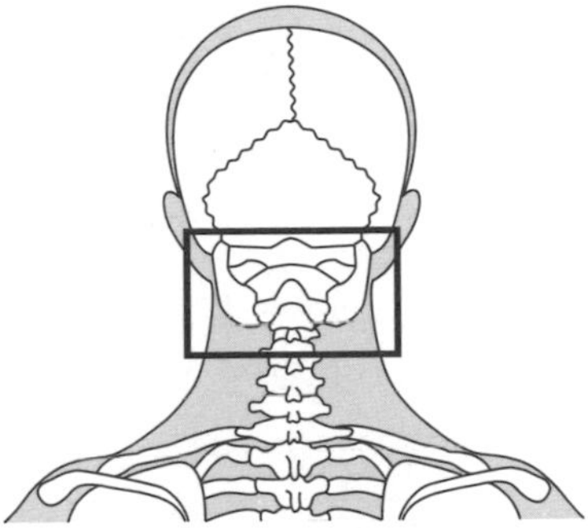

1 眼周附近

將熱敷巾放在「雙眼、兩邊太陽穴和顴骨」區塊。

2 後腦勺

將熱敷巾放在「頭蓋骨與頸椎交界」往下凹陷處。

紓緩疼痛 元氣護眼指壓法

眼周附近相當脆弱，請輕輕按摩即可。切忌碰觸、按壓或摩擦眼球。按摩前要剪指甲及確實洗手。利用熱敷溫暖眼周後再按摩，按摩後用冰毛巾冰敷眼周，效果更好。

以中指或無名指

❶輕輕按壓眼尾

❷輕輕將眼尾往耳朵方向拉

❸輕輕按壓眼頭

【鼻塞】紓緩熱敷法

令人不適的鼻塞，也是身體防禦系統的一部分。身體為了避免異物入侵，利用阻斷「氣流」的方式保護自己。只要熱敷後頸部，保持環境空氣流通，就能使鼻道通暢。

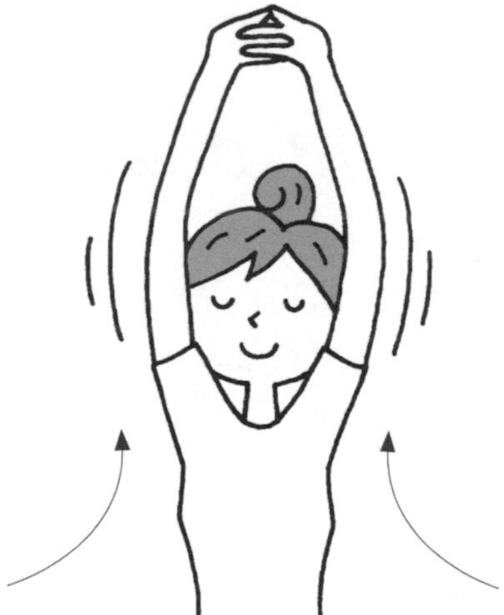

熱敷點　頸部【通鼻熱敷法】

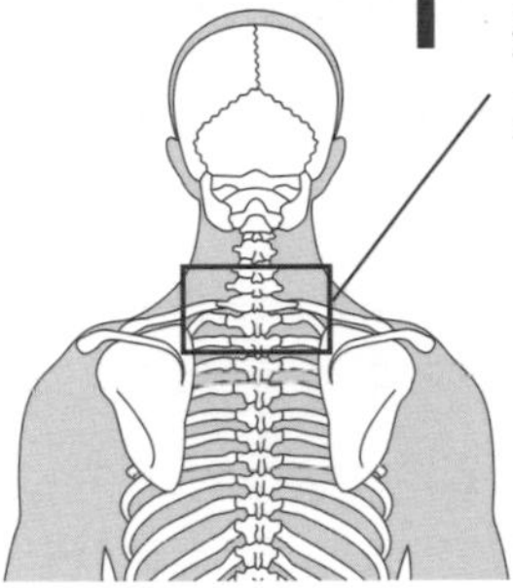

1 頸部

將熱敷巾放在「頸部與背部」的交界處。更換熱敷巾，重複 2～3 次。

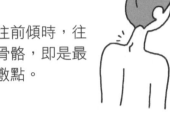

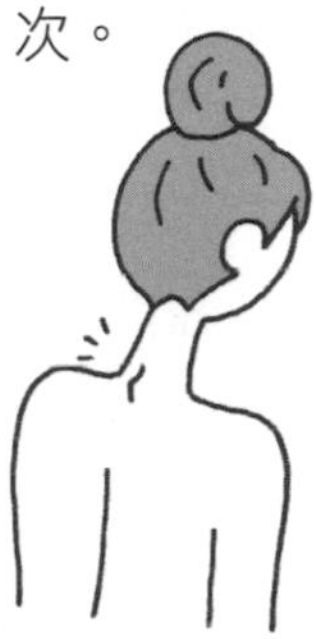

▶頭部輕輕往前傾時，往外突出的骨骼，即是最有效的熱敷點。

熱敷急救　用暖暖包熱敷【鼻通穴】

鼻翼兩側各有一處「鼻通穴」，突然發生嚴重鼻塞時，可先用暖暖包熱敷鼻通穴，再用食指指腹按壓鼻塞較嚴重的那一邊。

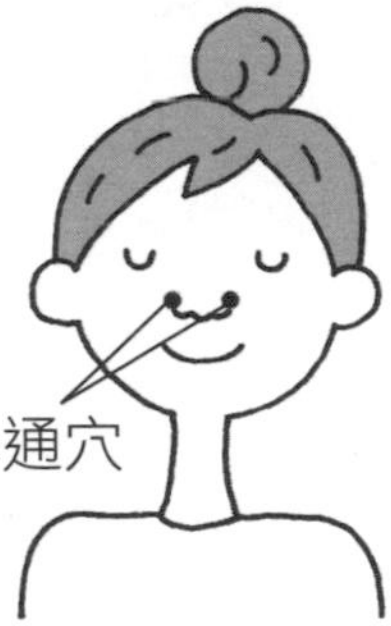

1 用手指按壓鼻翼兩側，即可在鼻骨下方找到鼻通穴。

2 以手帕包覆暖暖包敷在鼻子上，要「蓋住兩邊的鼻通穴」。

3 感覺鼻子變暖之後，深呼吸幾次，就能讓鼻道更加暢通。

Point 長時間熱敷可能造成低溫燙傷，因此只要鼻子變暖就要立刻停止熱敷。

【耳鳴・暈眩】紓緩熱敷法

改善因自律神經失調引起的耳鳴、重聽、暈眩、姿勢性低血壓等症狀，以及伴隨而來的肩頸痠痛、頭痛等，非老化引起的耳朵功能低下。

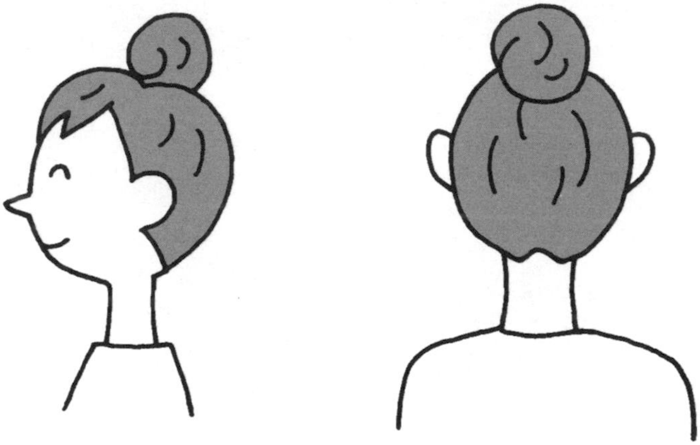

熱敷點 頸部與肩膀【後背溫熱法】

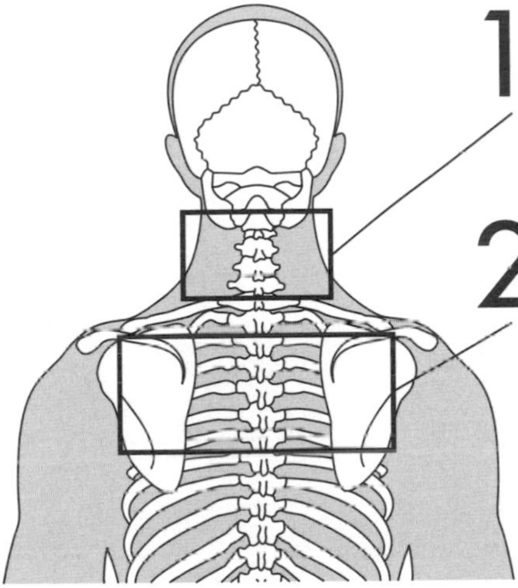

1 頸部到耳後

以脖子根部為中心，延伸到左右耳的耳後部位。

2 左右肩胛骨

以脊椎為中心，左右兩邊的肩胛骨要「敷到一半或 1/3 處」。

3 更換熱敷巾，重複熱敷 2～3 次。

紓緩疼痛

1 分鐘【螺旋安神按摩】

一定要先熱敷，放鬆頸部與肩膀肌肉後再按摩。每個步驟都要做 1 分鐘。效果因人而異，大部分只要持續 10 天左右就能明顯改善症狀。

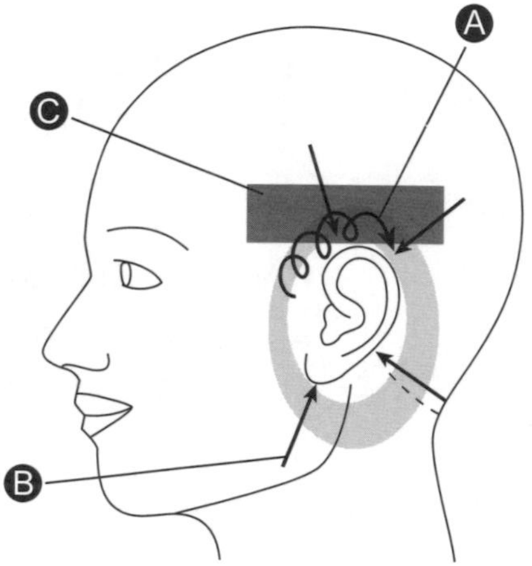

1 依照Ⓐ的標示，用食指和中指呈螺旋狀畫圓，按摩耳朵周圍。

2 依照Ⓑ箭頭指示，從耳垂往四個方向朝耳道按壓刺激。

3 用食指和中指指腹按壓頭部側邊的Ⓒ區。

4 將食指插入耳道，輕輕按壓並擴張耳道。

【口內炎】止痛熱敷法

口內炎大多在體力變差時發作，體力衰退會伴隨血液循環不良，自然容易產生各種問題。

頸部肌肉僵硬痠痛也是引起口內炎的原因之一，所以一定要熱敷頸部。大幅活動嘴巴的口腔體操，可以促進口腔內部的血液循環，也能有效改善口內炎。

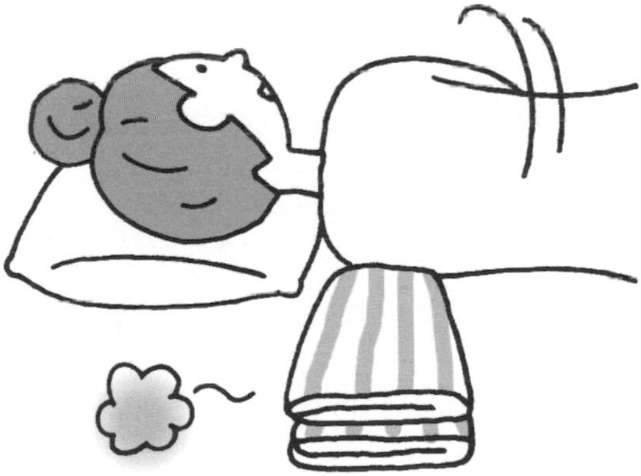

熱敷點　頸部【軟化頸肌加溫法】

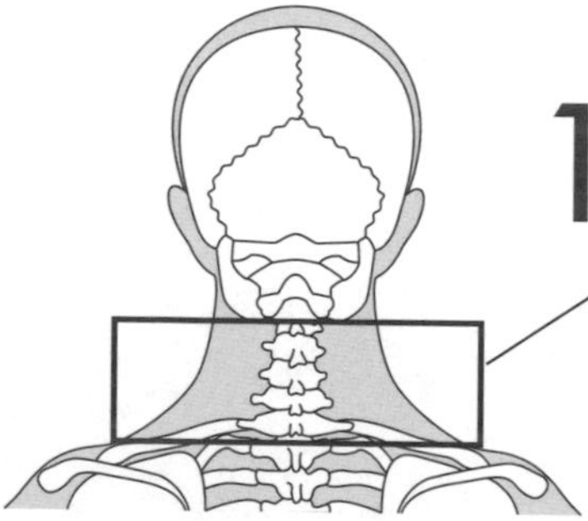

1 頸部

調整熱敷巾的大小，以頸部肌肉為中心，敷在按壓時「感覺僵硬或痠痛的部位」。

紓緩疼痛　抗病美顏【口腔體操】

撐開嘴巴與吐舌頭動作，可促進口腔內部的血液循環，幫助唾液分泌、提升消化功能、強化表情肌，有效預防法令紋和皺紋生成，拉提臉部線條。動作越大、做的次數越多，效果越好。

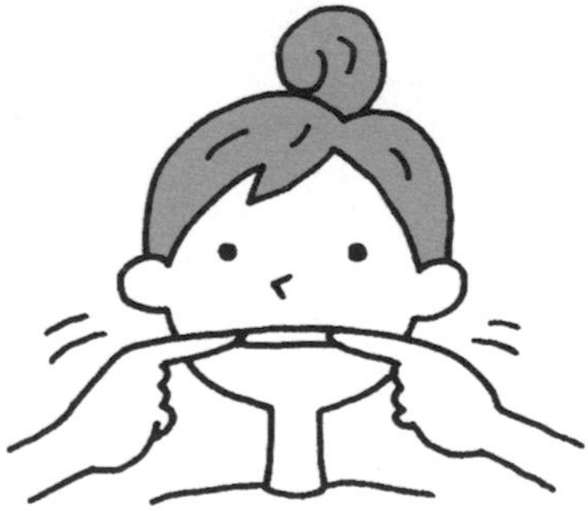

1 將嘴巴往左右兩邊拉開。

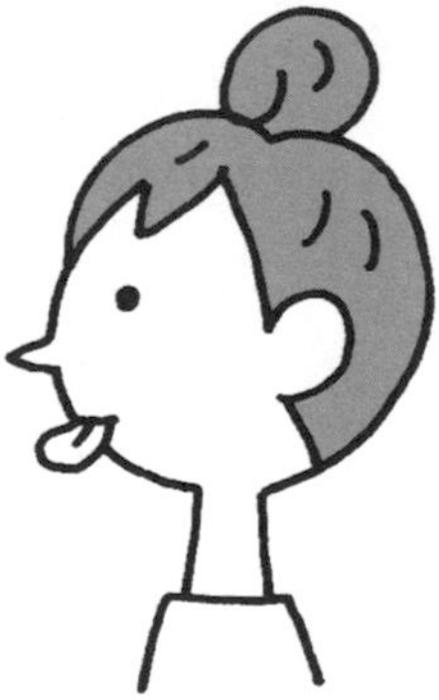

2 吐舌頭再迅速收回。

【噁心嘔吐】紓緩熱敷法

熱敷抑制噁心感的穴道四周，就能慢慢緩解不舒服的感覺。這個方法也能改善暈車與暈船、宿醉、害喜等症狀，若是伴隨頭痛出現的噁心嘔吐感，很可能是由其他疾病所引起，一定要格外注意。

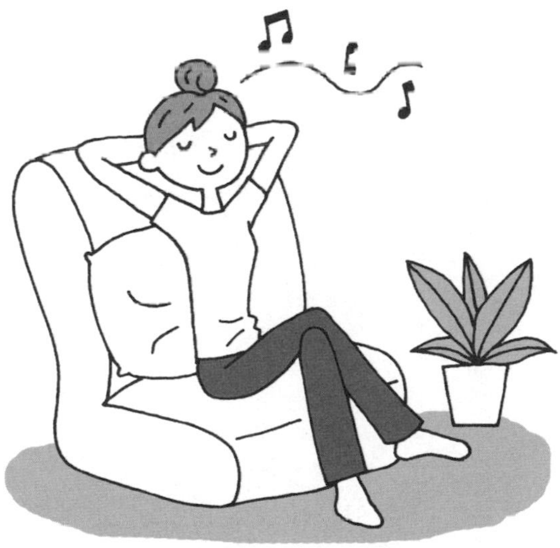

熱敷點 下手臂【止吐熱敷法】

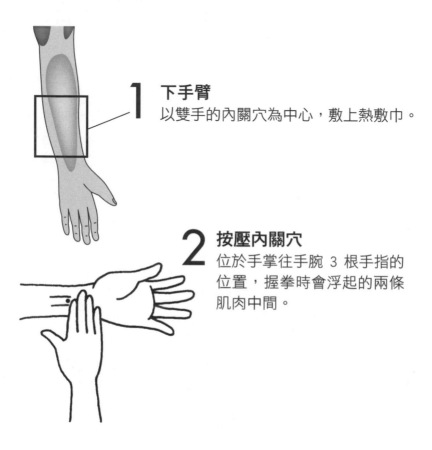

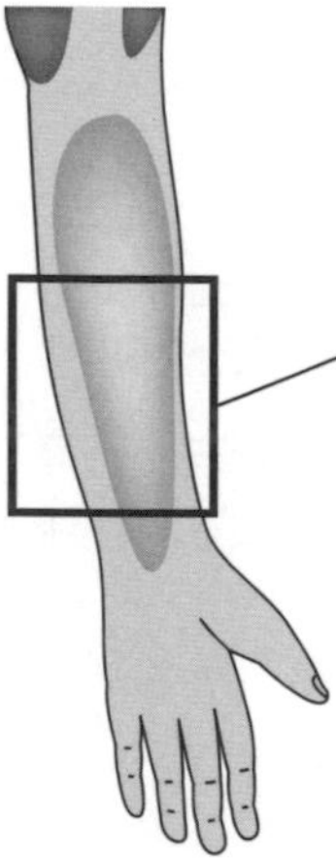

1 **下手臂**

以雙手的內關穴為中心，敷上熱敷巾。

2 **按壓內關穴**

位於手掌往手腕 3 根手指的位置，握拳時會浮起的兩條肌肉中間。

不方便採用熱敷法時，按壓上圖的「內關穴」、左頁無名指的「關衝穴」以及肩胛骨附近的「神堂穴」也很有效。若是找不到正確的穴道位置，搓揉穴道附近施予刺激，也有紓緩效果。

簡易急救

【紓緩噁心感】穴道按摩

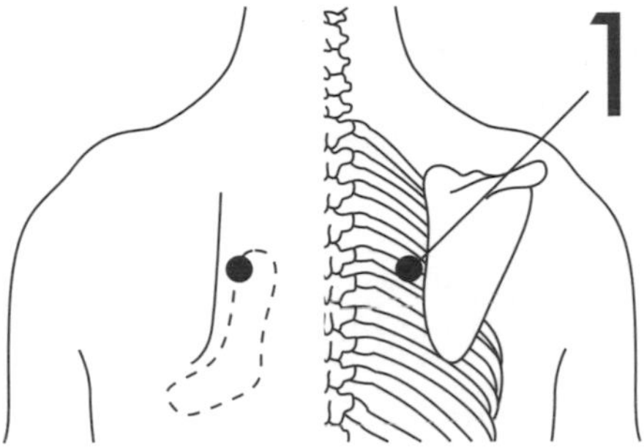

1 按壓神堂穴

可請家人幫忙，沿著左右兩邊的肩胛骨邊緣用力按壓。

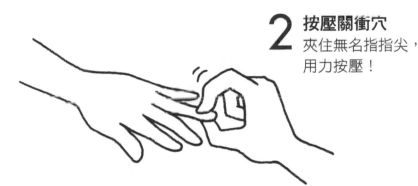

2 按壓關衝穴

夾住無名指指尖，用力按壓！

關衝穴位於無名指指甲下方約 3 公厘、靠近小指的位置。摸索無名指指尖即可找到凹陷處，用力按壓該處即可。左右手都要按壓。

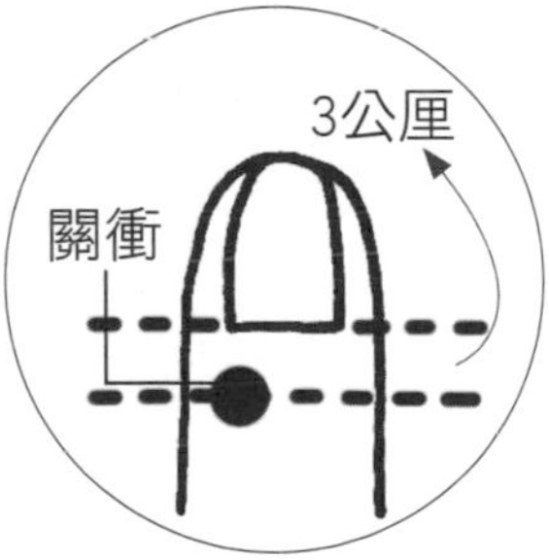

【咳嗽・呼吸困難】熱敷止痛法

暫時性的咳嗽或呼吸困難不必過度擔心，但如果長期出現這些症狀，很可能是其他疾病所引起。我跟父親都是氣喘患者，從小就親身感受到氣喘發作時有多痛苦。彷彿周遭空氣、氧氣全都被吸光，完全呼吸不到任何空氣，只能不斷咳嗽。

人邁入老年後，支氣管會變細，因此呼吸變淺，稍微活動身體就會感覺疲勞、呼吸困難，像正在接受長期治療的肺氣腫患者就是如此。咳嗽、呼吸困難不只令人難受，還會消耗許多體力。

本書介紹的「神奇熱敷法」除了能紓緩感冒咳嗽和呼吸困難，還能改善氣喘並減緩肺氣腫發作。**熱敷點為胸部及背部同時熱敷身體的前後側，可以促進呼吸器官周邊的血液循環，讓呼吸變得更順暢且不易生痰。**每天早上與下午各做一次，效果更好。另一方面，許多患者嘗試過【屈肘溫泡】熱水消痛法後（第117頁），也表示症狀減輕了。

熱敷點　胸部與背部【夾心式熱敷法】

胸部與背部各準備 2 條熱敷巾，總計 4 條。

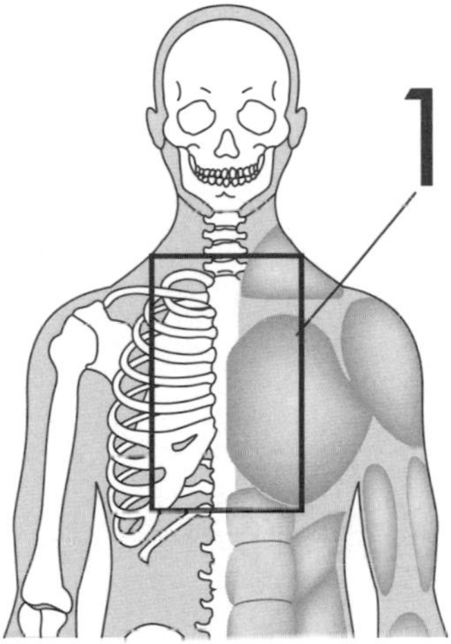

1 胸部

從「鎖骨開始往下熱敷到心窩」，並以左右兩邊的乳頭為界。

Point 請依個人體型分出胸前上下或左右兩區，分別敷上熱敷巾。胸部或肩膀較窄的人，建議以左右來區分；胸部或肩膀較寬的人，則以上下來區分。

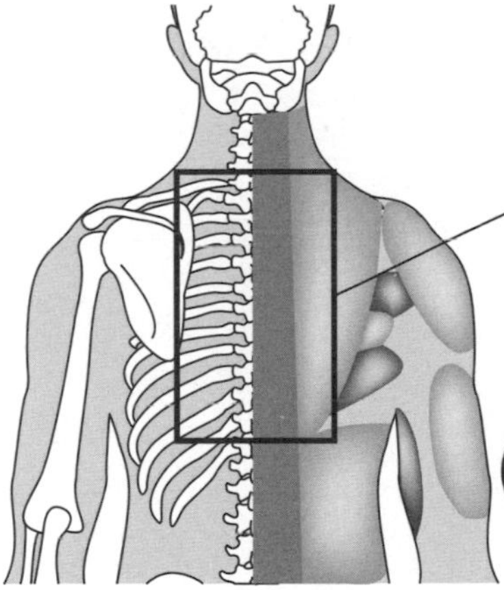

2 背部

想像以熱敷巾前後夾住身體的樣子，將熱敷巾敷在「與胸部相對應」的位置。

Point 更換熱敷巾，重複 2～3 次。早晚各敷一次，效果更好。

簡易急救 【刺激耳朵穴道】止咳法

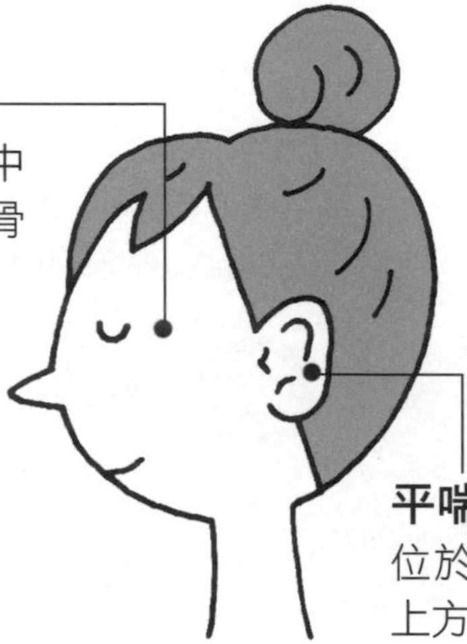

太陽穴
位於眉尾和眼尾中間，靠近耳朵的骨骼邊緣。
平喘穴
位於耳垂軟骨側面的上方。

▲頭部左右側都有這兩個穴道

1 捏著耳垂往上拉 3～5 次。

2 以手指揉壓耳朵內側，按壓「平喘穴」與「太陽穴」。

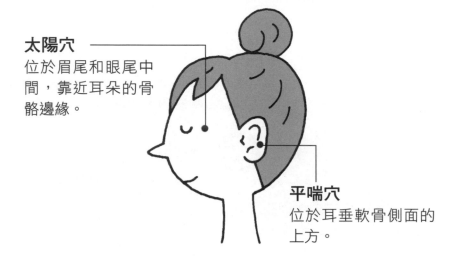

【腹脹・便祕】止痛熱敷法

腹脹是因為內臟功能不彰所引起，男性也會受到胃腸疾病與便祕影響感到腹脹，不過從比例來看，女性有腹脹問題的人數還是遠遠超過男性。**女性在生理期時子宮和卵巢會膨脹，壓迫腸道並導致腸道功能低下，氣體便會堆積在腸道內部引起腹脹**。只要生理期一結束，腹脹也會跟著消失。值得注意的是，腹脹也是卵巢瘤、子宮肌瘤與子宮癌等疾病的自覺症狀，若同時出現月經不順或不正常出血等情形，請務必就醫檢查。

觸摸腹部，覺得腹部比胸部冷時，就代表你的體內充滿寒氣。此時不只是腸胃功能受到影響，全身運作都會減緩，因此平時就要避免腹部受寒，做好保暖工作。

●自製熱敷袋，每天溫暖腹部吧！

在耐熱的寶特瓶（2 公升容量）裡倒入 60～80℃的熱水，旋緊蓋子後，用毛巾包覆。放在大腿上就能溫暖腹部，非常舒服！

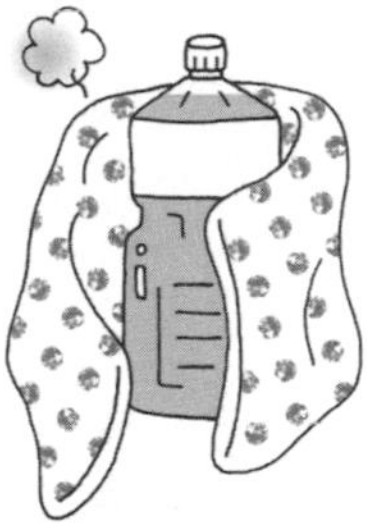

熱敷點　腹部【長條厚毛巾熱敷】

使用 2～3 條大熱敷巾，熱敷範圍越大，效果越好。

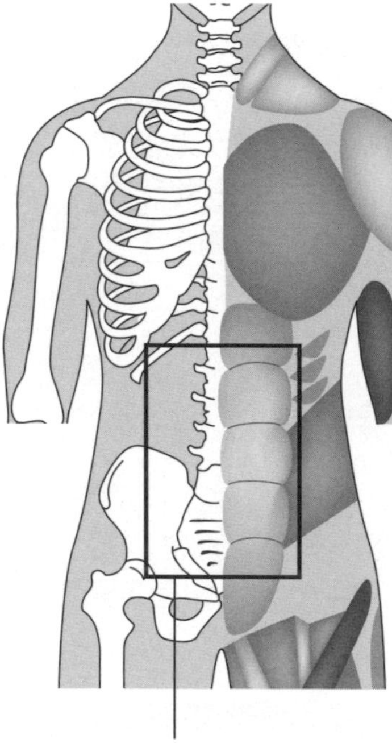

1 腹部

以肚臍為中心，上下涵蓋從「心窩到恥毛邊緣」，左右則以「骨盆一半」為邊界，盡可能熱敷整個區域。

Point 重複熱敷 2～3 次。覺得不夠溫暖時，可重疊 2 條熱敷巾，或是多熱敷幾次。

紓緩疼痛

【消除腹脹】足壓法

腳底有呼應內臟功能的反射區。腹脹時可按摩大拇趾下方凹陷處，由上往下揉壓，即可紓緩症狀。便祕時可用力按壓腳掌心，效果很好。

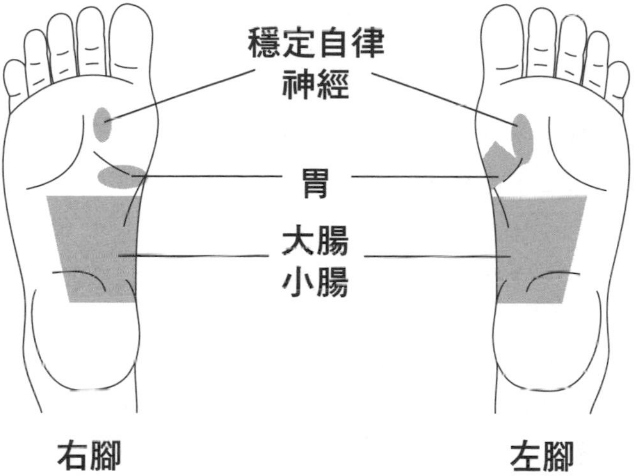

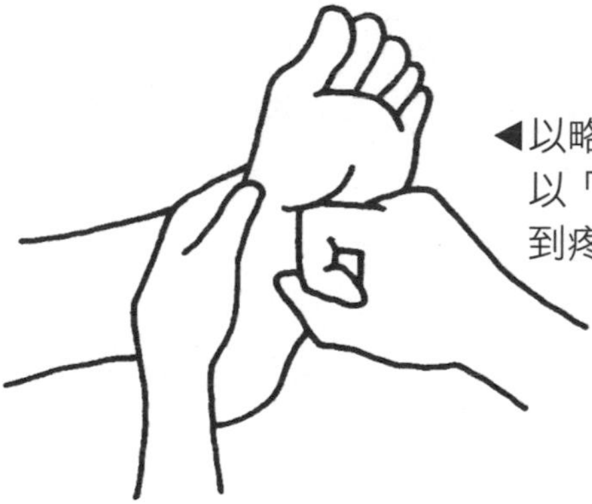

◀以略大的力道按摩刺激，握拳後以「食指關節」按壓，要稍微感到疼痛才有效。

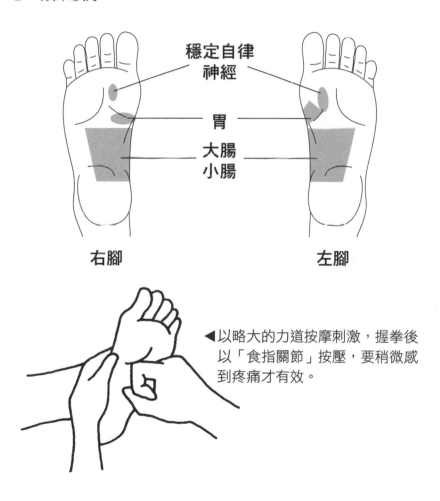

【坐骨神經痛】止痛熱敷法

許多年長的人除了腰痛外，還伴隨著坐骨神經痛。坐骨神經從腰椎下方經過骨盆，沿著腿骨一直延伸到腳掌，是末梢神經中最粗、最長的神經。只要任何一段神經遭到壓迫，就會引起疼痛。最容易受到壓迫的部位是，坐骨神經穿過骨盆後，來到臀部肌肉上方的區段，最大的主因就是骨盆歪斜。骨盆一旦歪斜，身體就會失衡，活動身體時會對特定部位施加過度負擔，導致僵硬肌肉壓迫神經。

想要從根本治癒坐骨神經痛，就必須矯正身體姿勢並強化肌肉；坐骨神經痛發作時，只要熱敷僵硬肌肉或是疼痛部位，就能有效減輕痛楚。

常聽見患者開心地說：「我昨天坐骨神經還痛得要命，一來這裡泡澡，疼痛就減輕許多了。」**有坐骨神經痛的人，即使疼痛沒有發作，也不要只淋浴，最好每天泡澡，確實溫暖下半身。**

熱敷坐骨神經最容易受到壓迫的部位，也就是從恥骨到臀部的位置。局部熱敷的效果媲美全身浴，熱敷後照第 133 頁的方法，請家人幫忙伸展腿部，更能進一步提升效果。

熱敷點　大腿根部➡臀部【熱敷巾包覆法】

將熱敷巾敷在感到疼痛或麻痺的那一邊。

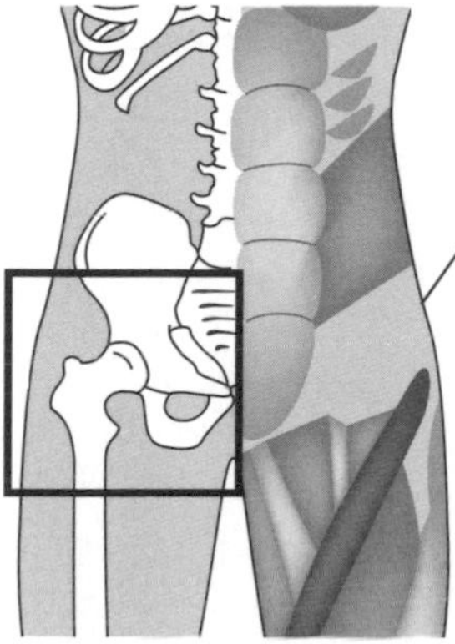

1 恥骨
從肚臍下方到大腿根部，充分熱敷「整個恥骨部位」。

Point 想像用熱敷巾前後夾住大腿根部，將熱敷巾敷在相對應的位置。

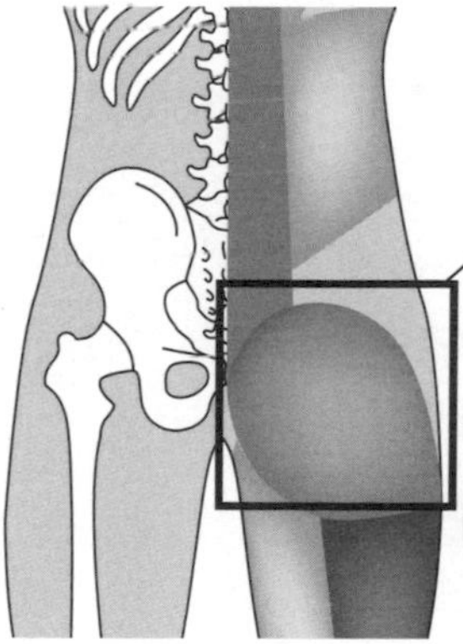

2 臀部
熱敷感覺不舒服的「臀部肌肉」，熱敷範圍越大越好。

Point 重複熱敷 2～3 次。若症狀較嚴重，可增加熱敷次數。

熱敷急救

手肘泡熱水＋按摩手掌

手掌也跟腳掌一樣有反射區。下圖是有效改善坐骨神經痛的反射區，右側坐骨神經疼痛時，請按摩 A 區；左側坐骨神經疼痛時，請按摩 B 區；C 區則是兩側皆可紓緩的共通區域。請順著箭頭方向按壓。也可搭配【屈肘溫泡】熱水消痛法（第117頁）效果更好。

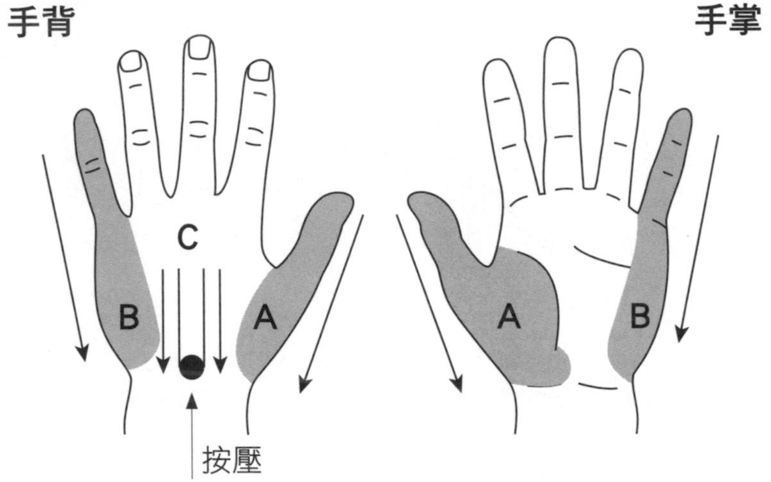

A＝右側感到疼痛時
B＝左側感到疼痛時
C＝共通區域

Point 坐骨神經痛時，可以只刺激左手。

【慢性疲勞】紓緩熱敷法

感覺疲勞遲遲無法恢復，長達超過半年時，很可能罹患了「慢性疲勞症候群」。不只自律神經功能失調會引發慢性疲勞，最近的研究發現，腎上腺疲勞也是成因之一。

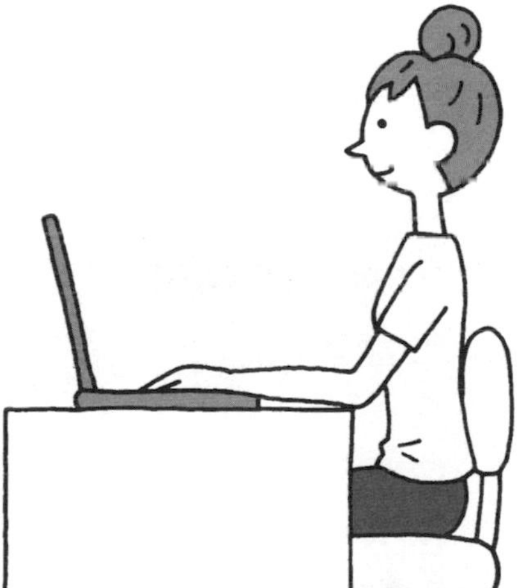

熱敷點　腰部【溫腎活力熱敷】

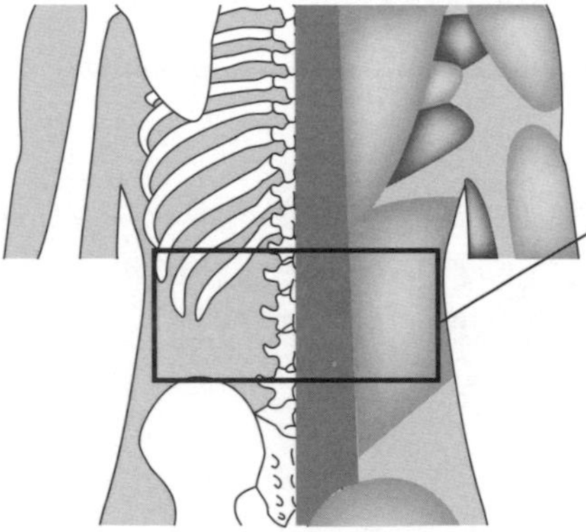

1 腰部

熱敷區域為從「肋骨下方到腰際下方」，左右兩邊則要覆蓋整個腰部。每天持續熱敷 2～3 次。

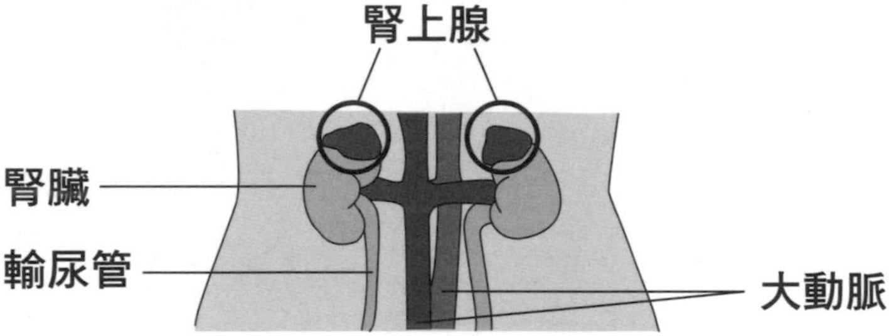

腎上腺是分泌荷爾蒙的內臟之一。中醫所説的「腎虛（生命力低落的狀態）」並非腎臟功能不彰，而是指腎上腺功能低下。腎上腺負責維持穩定的生命活動，包括血壓、壓力、鹽分、鉀與水分等平衡狀態，是人體相當重要的器官。

紓緩疲勞

【腳底滾球】腎上腺按摩

下圖是與腎臟相對應的腳底反射區，每天刺激按摩，就能活化腎上腺功能。

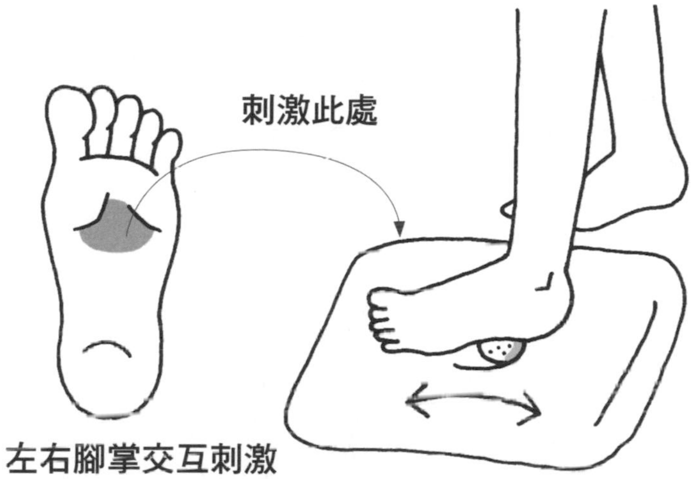

1 用大拇指或拳頭用力刺激腳底，使用高爾夫球也能輕鬆達到效果。

2 不希望刺激太強烈時可以坐著按摩，若想加強力道可以站著，腳底踩在高爾夫球上，來回滑動。

【小腿抽筋】止痛熱敷法

小腿抽筋的原因包括肌肉疲勞、運動不足、脫水，以及糖尿病、肝硬化、椎管狹窄症等疾病。女性在懷孕後期，腿部也很容易抽筋。

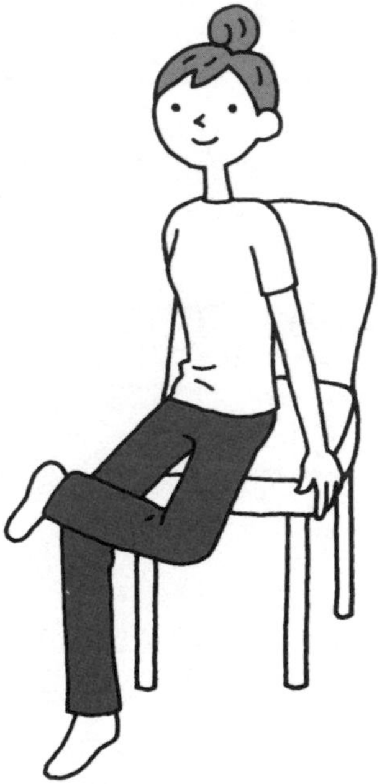

熱敷點　小腿肚【肌肉熱敷放鬆法】

可以只熱敷抽筋的小腿部位，不用兩條腿都熱敷。

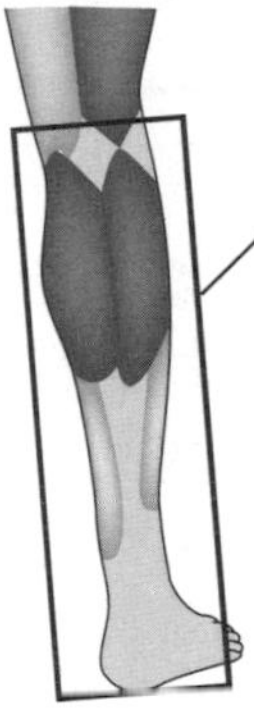

1 **小腿肚**
將熱敷巾放在「膝蓋後方到腳跟處」。

2 無法熱敷時，可利用微波爐加熱濕毛巾，或用暖暖包熱敷小腿後方。也可讓整條小腿直接泡在熱水中。

紓緩疼痛　壓腳伸展【阿基里斯腱】

伸展阿基里斯腱可暫時止痛。只要是膝蓋下方的區塊抽筋，都能利用此方法紓緩疼痛。

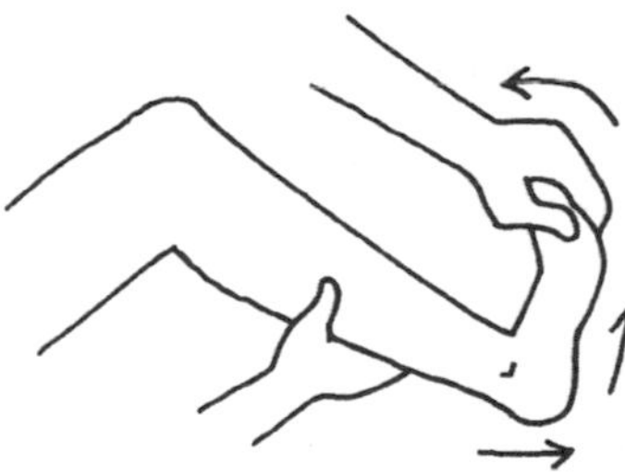

1 一隻手握住抽筋的小腿肚，另一隻手抓住腳尖。

2 將腳尖慢慢往身體方向拉，從根部彎曲腳趾，持續伸展阿基里斯腱與腳掌，直到疼痛消失為止。

3 坐著伸展時，可將腳踝放在另一腳膝蓋上，握住腳踝充分伸展。

【頻尿・遺尿症】改善熱敷法

白天超過 8 次、晚上睡覺時超過 3 次，總計一整天跑廁所 8～10 次以上，即可稱為頻尿，頻尿情形會受到飲食、生活習慣及年齡影響。邁入老年之後，增加尿液濃度的腎臟功能會隨之衰退，因此夜晚起床上廁所 1～2 次不算異常。每次的排尿量及是否伴隨其他症狀等情形，都會影響病因判斷，不過大部分男性出現頻尿狀況，都是起因於前列腺肥大或膀胱炎。

頻尿大多發生在男性身上，女性較常罹患「神經性頻尿」，動不動就想上廁所。神經性頻尿的特性就是伴隨膀胱炎出現，而且除了尿意之外，沒有其他自覺症狀。此外，服用保健食品或過量攝取營養素也會導致頻尿。排尿的目的就是要排出體內不需要的老廢物質，維他命應以補充不足營養素為原則，千萬不要過量。

熱敷點　後腦勺・腰部・下腹部

「頸窩」位於頸部肌肉中央的凹陷處。

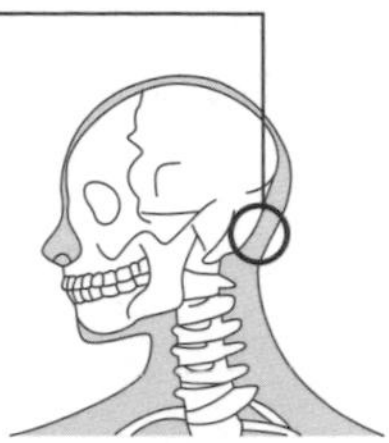

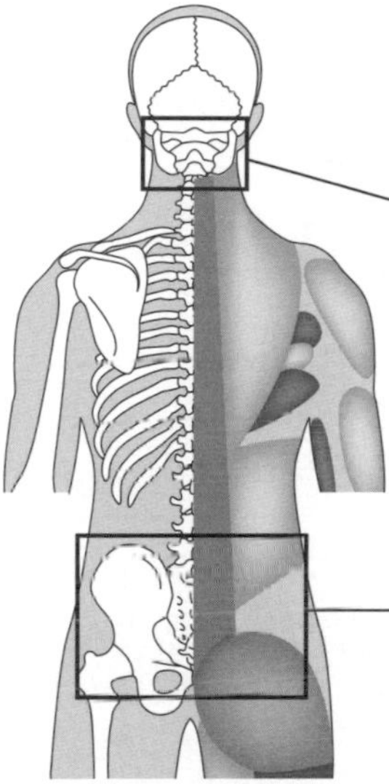

1 後腦勺

將熱敷巾放在「後頸部的頸窩」上。

2 腰部

調整熱敷巾的大小，以薦骨為中心，熱敷「整個骨盆」。

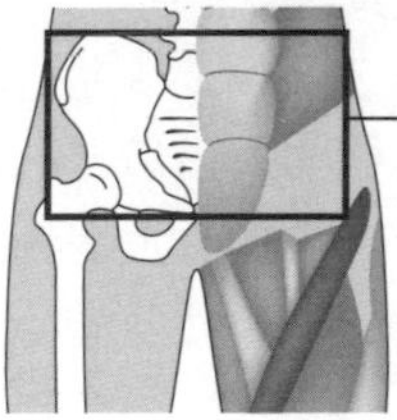

3 下腹部

熱敷「肚臍下方到恥骨」，左右兩邊則到「腰骨附近」。

Point 重複 2～3 次。若症狀較嚴重，可多熱敷幾次。

熱敷急救　暖暖包熱敷【薦骨】

外出時可隔著衣服，利用暖暖包溫暖薦骨。等身心穩定下來後，就不會因為過度緊張而感到尿意。

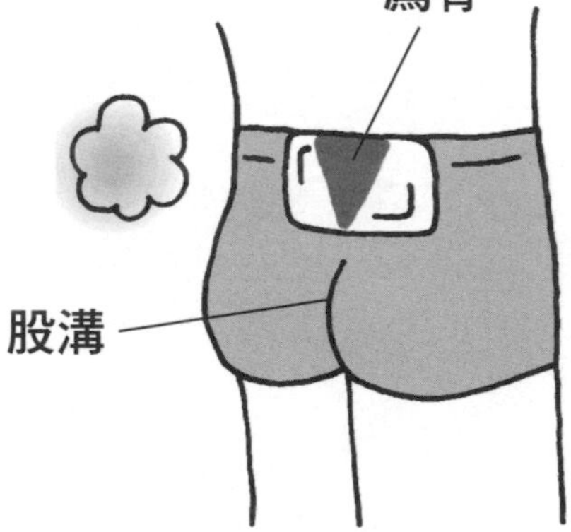

Point　市面上有專門供長時間使用的暖暖包，肌膚容易過敏或擔心低溫燙傷的人，可購買利用。

★攝取過多維他命，也會導致頻尿？

維他命分成可溶於水的「水溶性」及可溶於油的「脂溶性」兩種。水溶性維他命攝取過量時，就會隨著尿液排出，導致尿液濃度升高。維他命 C 就是水溶性維他命，雖然它本身沒有利尿作用，但攝取過量還是會引起頻尿和腹瀉。

脂溶性維他命攝取過量時，會暫時儲藏在肝臟或脂肪裡，一旦超過建議攝取量，就會引發維他命過多症。在脂溶性維他命中，維他命 D 過多會導致頻尿，並伴隨嘔吐、食慾不振等症狀。

【前列腺肥大症】止痛熱敷法

前列腺是製造並儲存精液的器官，對男性相當重要。前列腺就在陰莖與膀胱旁邊，也具有排尿功能，因此只要身體抵抗力下降，從尿道入侵的大腸桿菌等細菌就很容易引起前列腺發炎。

前列腺異常症狀包括下腹部不適，其中尤以殘尿感與頻尿最常見。前列腺肥大症就是前列腺受到某些原因影響變肥大後壓迫膀胱，進而引發排尿障礙的疾病。**男性感覺「排尿困難」時，每天熱敷前列腺附近，即可慢慢獲得改善。**

但熱敷法並非治療，即使殘尿感的症狀減輕，也要儘早就醫接受檢查。

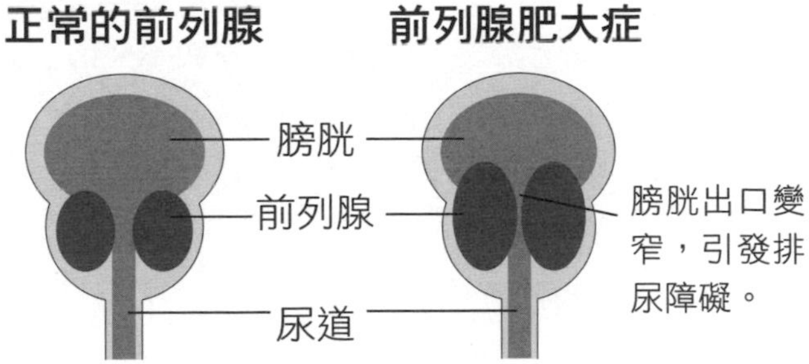

「前列腺肥大症」純粹是指前列腺肥大的狀態；「前列腺肥大」則是指組織中形成良性腫瘤。

熱敷點 股間【排尿順暢溫熱法】

睪丸的溫度過高會影響精子生成，不過熱敷法不會影響其功能，請放心熱敷。

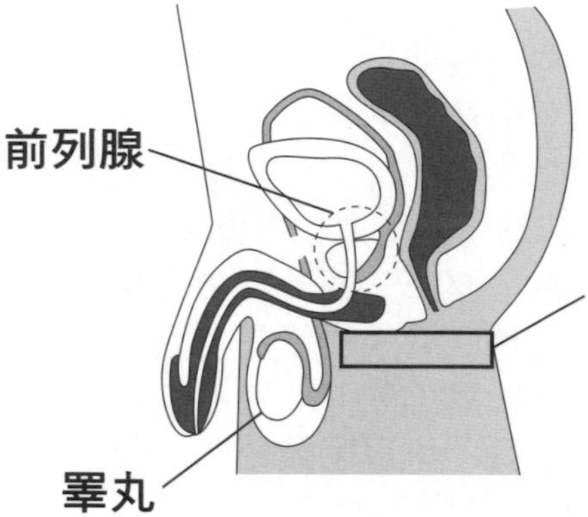

1 股間

參考左圖，將熱敷巾放在「股間」，熱敷前列腺。

●坐姿熱敷法

將熱敷巾放在椅子上，對準熱敷部位坐下。

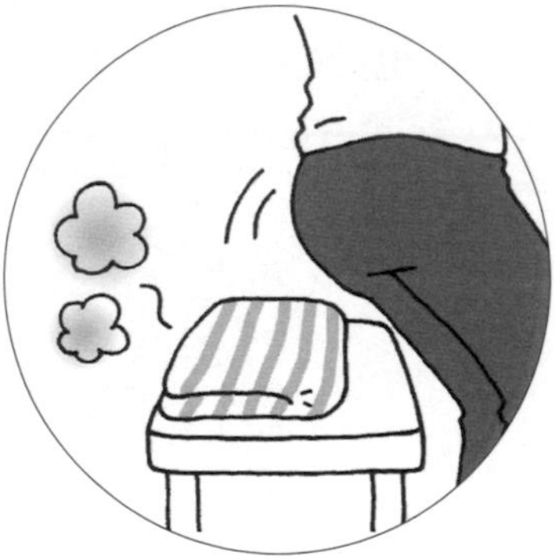

Point 利用體重增加服貼度，效果比其他姿勢更好，也更容易傳熱。請調整熱敷巾溫度，避免燙傷。

熱敷急救 【消除殘尿感】的祕密武器

有殘尿困擾或尿漬容易沾到內褲上的人，請嘗試以下方法。

1 排尿後，按壓睪丸後方（Ⓐ點），就能擠出殘留在尿道裡的尿液。這個方法可以完全排出尿液，既能解決殘尿感，又不用擔心弄髒內褲。

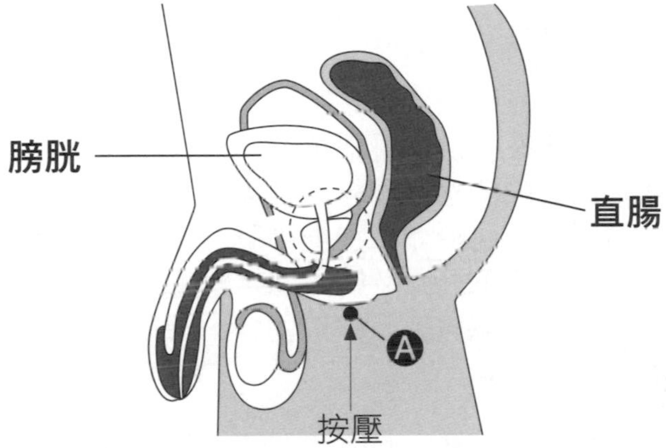

排尿後立刻按壓Ⓐ點！

2 第 110 頁介紹的【下壓薦骨】，也有助於解決殘尿感。10 次為 1 組，每天重複做 3 組，持續做就能有效改善殘尿問題。

【生理痛・手腳冰冷】止痛熱敷法

根據統計，每兩位女性就有一人有生理痛的問題。每個人的體質、心理因素與生活習慣等都會引起生理痛，就連中西醫對於改善生理痛的方法也大相逕庭。

以問診經驗而言，幾乎所有生理痛的原因都是「手腳冰冷」及「腰部角度」。大多數女性都有腰椎前凸的問題，**腰椎前凸會使子宮四周的血液循環變差，此時如果加上手腳冰冷，血流就會更加遲滯**。接下來介紹的方法，已經幫助許多女性解決生理不順與生理痛等困擾，相信一定也能改善各位女性讀者的煩惱。

首先要做的是「溫暖腹部」。雖然腰部也很重要，但對女性而言，大多數子宮功能不彰都是起於腹部虛寒。另一個改善方法是「下壓薦骨」，讓腰部回到正確位置。只要力行第 110 頁介紹的動作就能有效改善。每天從事一次熱敷與下壓薦骨，持續 1 ～ 2 個月，便能同時解決婦科困擾與手腳冰冷等問題。

熱敷點　腹部與足部【活血暖身法】

腹部穴道有助於活化子宮與卵巢等女性特有器官的功能。

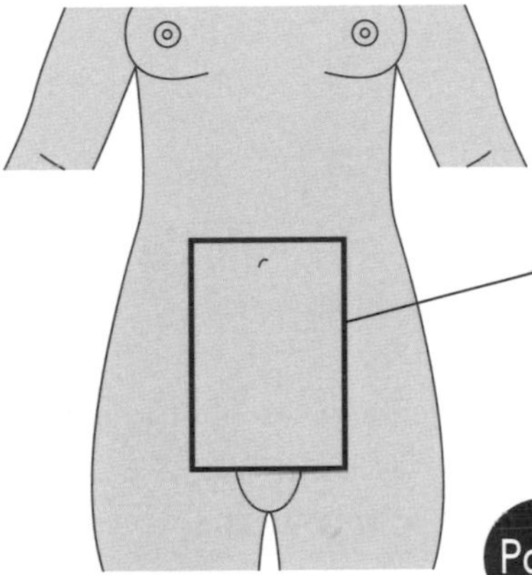

1 腹部

將熱敷巾敷在「肚臍上方1～2公分到恥骨」的區域，左右兩邊則要「對齊乳頭下方」的位置，充分熱敷。

Point 無法熱敷時，可用暖暖包或熱水袋代替熱敷巾。即使沒有生理痛症狀，還是要每天熱敷。

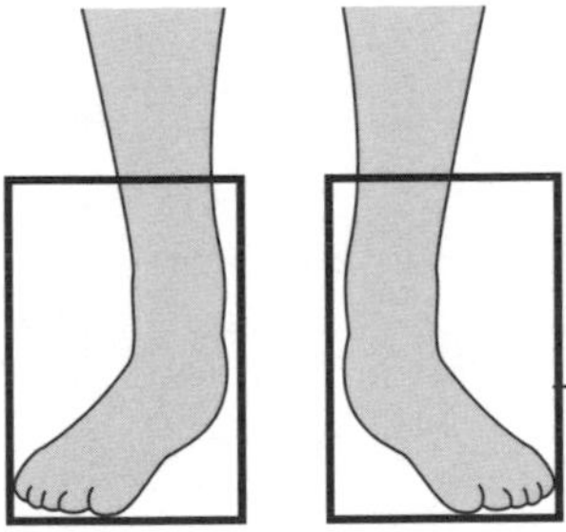

2 足部

用熱敷巾包覆「腳踝以下」的部位，充分溫暖雙足。

Point 「腳跟肌膚粗糙」是血液循環不良的證明。請熱敷冰冷的雙腳，促進全身血液循環！

簡易急救

腳趾猜拳運動

許多方法都能促進足部的血液循環，其中最簡單又立刻見效的就是腳趾猜拳。不只是生理痛或感覺手腳冰冷時才緊急應變，平時就要確實活動腳趾，改善血液循環。

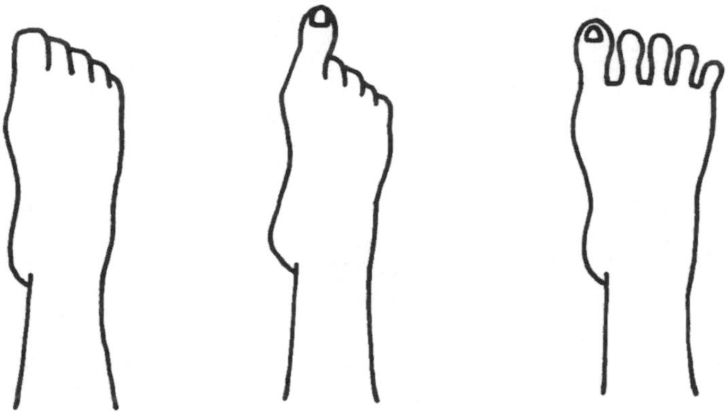

石頭　剪刀　布

1 腳趾用力做出上圖動作，次數不拘，可在泡澡時活動腳趾，加強效果。

2 腳趾猜拳也能幫助消除雙腳疲勞與水腫，並活化自律神經，不僅適合停經前後的婦女，也推薦給男性讀者。

【手腳・臉頰發熱】
紓緩熱敷法

因手腳與臉頰發熱、情緒焦慮、肩頸痠痛、體溫調節不順等症狀求診的患者幾乎都是女性，這些症狀可說是所有女性的必經之路。即使沒有更年期障礙，也一定會遇到「老年期障礙」。

此外，近來有許多報章雜誌爭相報導，更年期障礙已不再是女件專屬，連男性也會出現更年期障礙。進一步了解更年期障礙的原因就會發現，**更年期障礙是荷爾蒙分泌失調造成的結果。隨著女性年齡增長，卵巢功能日益衰退，月經也不再來潮**。在停經前後這段期間，荷爾蒙分泌減少，身體健康就會失衡，最後會引起在醫學上稱為不定愁訴的「更年期障礙症狀」。

醫界有一種說法認為，歐美女性的肝功能天生比較好，可以補足低落的卵巢功能，因此不容易產生更年期障礙。另外，睪酮分泌急速衰退，是男性引發更年期障礙的原因。在這段期間裡，一定要勤於溫暖腹部，避免腹部受寒。若不方便從事熱敷法，可利用暖暖包熱敷。溫暖所有內臟即可活化內臟功能。

熱敷點　腹部與小腿肚【更年期緩解法】

熱敷所有內臟中最大的產熱工廠「肝臟」，以及有「第二心臟」之稱的小腿肚。

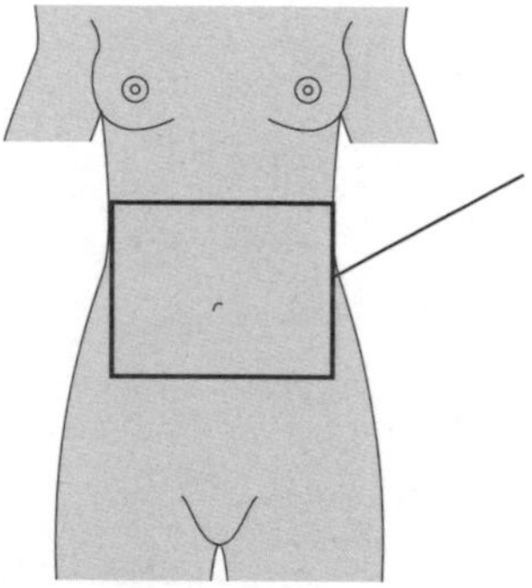

1 腹部

熱敷區塊從「第二根肋骨以下，到肚臍下方 3～4 指處的丹田」，左右兩邊則將熱敷巾完全攤開，熱敷範圍越大越好。

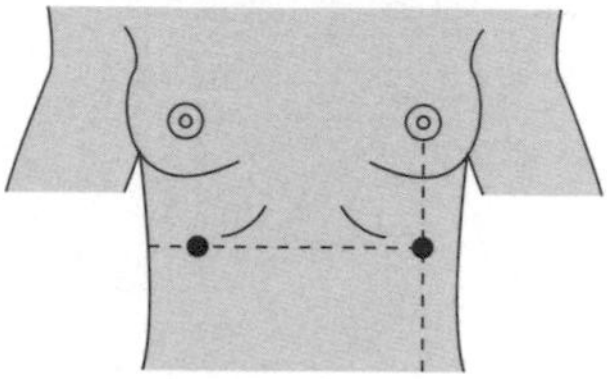

Point 「期門穴」位於左右兩邊乳頭正下方，與第四根肋骨的交界處。溫暖可強化肝功能的期門穴四周，即可紓緩症狀。

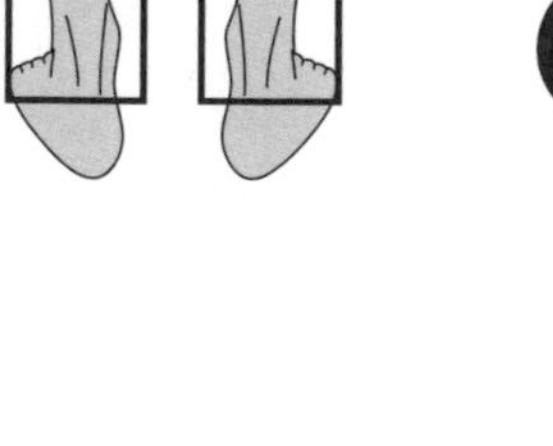

2 小腿肚

熱敷小腿背面，從「膝蓋後方到腳踝」的區域。

Point 可一邊泡足湯，一邊用熱敷巾熱敷腹部。

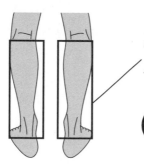

紓緩疼痛

旋轉腳踝健體操

腳踝柔軟度高、活動自如，就代表生殖器官功能健全。這個伸展操不只適合更年期婦女，建議所有想保持健康的女性及男性，都要勤做這項伸展操。只要有空就旋轉腳踝，隨時隨地想到就做。

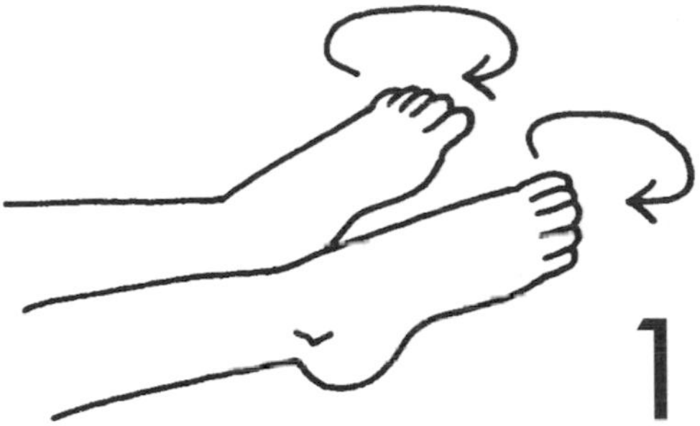

1 伸直腳尖，大幅旋轉。

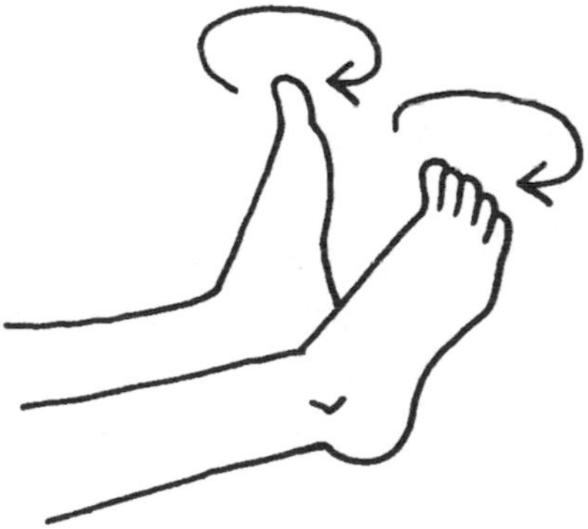

2 立起腳尖，小幅旋轉，朝同方向旋轉幾圈後，反方向也要重複相同動作。

熱敷專欄 6

寶貝你的「骶髂關節」，全身都變年輕！

「人之生也柔弱，其死也堅強。」這是中國古代思想家老子說的話。以柔代表「生」、以堅代表「死」，這句話充分展現出人的一生與大自然運行的道理，蘊含深奧的意義。剛出生的小嬰兒身體相當柔軟，隨著年齡增長，若是不努力保持身體的柔軟度，身體會越來越僵硬，血液循環變差，進而引起體溫低下、自律神經失調等身體不適。

該如何判斷身體柔軟或僵硬？最好的判斷標準就是關節的可動範圍，而且可動範圍必須符合正確角度才行。成年人的身體總共有兩百個以上的關節，想要讓每個關節都能維持適度的可動範圍，就必須鍛鍊肌力，避免關節超過正確角度。

鍛鍊身體「柔軟度」，就不容易生病

舉例而言，雙腿張開超過一百八十度並不代表身體柔軟，若沒經過特殊訓練，這個姿勢極可能代表關節鬆弛或肌力不足。基本上身體柔軟的人，通常都很年輕，而且肌力正常、體力充沛，不容易生病。

我認為在全身超過兩百個關節中，**連結骨盆與薦骨的「骶髂關節」是最需要好好保養的關節。**當薦骨不在正確位置上，骶髂關節的可動範圍就會變窄，髖關節也會變僵硬，第一個影響的結果就是**下半身血液循環變差，連帶使得全身血流遲滯，進而阻礙身體的各種功能。**薦骨位於身體中心，可以自由控制。只要讓薦骨回到正確位置，就能改善身體姿勢、調整自律神經，甚至還能提高全身功能。

Part 4

從生活中實踐「保暖生活」！

提高生熱力，趕走虛寒體質！

「身體虛寒」是常見的現代文明病，
會造成低體溫、免疫力低下與自律神經紊亂。
一定要從「衣・食・動」著手，確實溫暖身體。

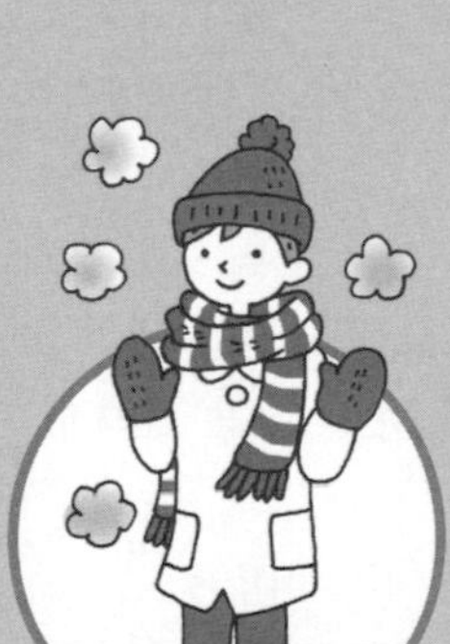

讓身體「變溫暖」，疼痛就會慢慢消失

各位讀者是否曾有過這樣的經驗：覺得身體熱熱的，量了體溫後發現根本不到三十七度？身體發熱的程度還不到微熱，不過，這樣的熱度已足以提升代謝，補充能量，這就是身體感覺發熱的原因。值得注意的是，人很難發現自己的身體虛寒。即使正常體溫已降到三十六度以下，屬於低體溫狀態，當事者卻一點感覺也沒有，這是十分常見的情形。隨著空調普及，人類已經失去四季變換應有的感覺，對於環境變化不再敏感，就連自身的感覺也變遲鈍了。

不僅如此，生活中還有數不清的危險因子，壓力、夜生活、飲食環境、交通發達引起的運動不足等，這些都會讓人長期處於身心緊張的狀態。「療癒」概念之所以會

掀起話題，正是因為很多人被這樣的生活拖累，身心極度疲憊。當交感神經持續活躍，讓身心放鬆的副交感神經就會變得衰弱，無法順利運作。

趕走虛寒體質的三大關鍵，「衣・食・動」不可或缺

身體虛寒讓自律神經失調，引起手腳冰冷，「熱敷」是脫離這個惡性循環最有效的方法，**每天勤於加溫保暖，在日常生活中維持健康：感覺冷時就要穿外套、盡量不吃冰冷食物、時常活動身體等，只要用心，就能避免虛寒體質。**

本章介紹從「衣、食、動」三方面讓身體「變溫暖」的祕訣。廣義來說，「衣」就是從體外溫暖身體；「食」是透過飲食預防虛寒並強化生熱力；「動」就是以從事運動為主，強化肌力，幫助提高體溫。當實際感受到疼痛消失、活力恢復後，即使需要花費時間心力，我們也有動力持之以恆。只要逐一養成習慣，你的生活就會一天比一天更「溫暖」。

實踐「保暖生活」的基本原則

只要在每天生活中稍加注意，想要提高體溫一點都不難，現在就開始實行吧！

1 現在就力行下列事項！

●每天定時量體溫，掌握自己的正常體溫。
●修正自己的姿勢與動作，改掉駝背、坐姿歪斜等壞習慣。
●在固定時間起床，好好享受早晨的陽光。
●在不妨礙生活的情形下，養成運動習慣。
●不要只淋浴，養成泡澡習慣。

曬太陽能刺激分泌「血清素」，可以有效預防低體溫。血清素又被稱為「幸福荷爾蒙」，能維護身心健康。溫暖生活請從早上外出散步開始做起，保持抬頭挺胸的姿勢，充分活動身體。

2 讓【生理時鐘】成為最好的健康良伴

正常狀況下，早晨的體溫較低、傍晚略高，入夜後會再降低，睡眠期間是一整天體溫最低的時候。「生理時鐘」是維持這個規律的幕後推手。事實上，不只是維持恆定體溫，遇到生活作息不正常或季節變化時，生理時鐘必須隨時應變，才能保持健康。一旦生理時鐘失調，就會出現低體溫等各種不適症狀。

●「吃早餐」喚醒大腦與身體

早餐具有重設生理時鐘的效果！建議「早上九點」以前一定要吃完早餐。確實補充一整天活動需要的熱量，就能活化大腦與身體，增強生熱力。

●晚上要徹底放鬆

傍晚是最好的運動時機。入夜後一定要讓身心徹底放鬆。

3 提高體溫的【黃金時間】

❶運動中～運動後約 1 小時

運動期間新陳代謝會變好，血液量也會增加，使體溫上升。通常運動後一小時，體溫才會回到正常狀態。

❷沐浴中～沐浴後約 1 小時

體溫上升速度與熱水溫度成正比，洗熱水澡能讓血管擴張，體溫就會上升。不妨在運動前以溫度較高的熱水短暫泡澡；運動後、身體覺得冷或睡前，則以接近體溫的溫水悠閒泡澡。

❸用餐中～用餐後約 30 分鐘到 1 小時

用餐時血液會聚集在消化器官，身體代謝也會變快，因此體溫會上升。人體攝取了蛋白質含量較高的食物後，體溫升高的效果最明顯，細嚼慢嚥也有助於加強效果。

❹女性黃體期（排卵後基礎體溫的高溫期）

女性在排卵後會分泌黃體荷爾蒙，導致體溫比平時略高一些。想要提高體溫，就必須在日常生活中增加刺激。例如在運動後體溫下降時泡澡，泡澡完過一小時用餐，維持高體溫。此外，女性在黃體期的身體和精神狀況容易失調，勤做伸展操等輕度運動或泡澡，調整自律神經狀態，就能維持穩定的身心健康。

4 確實提高體溫的五大重點

- 維持規律的生活作息。
- 每天勤做下壓薦骨操（第110頁）。
- 每週熱敷後腦勺與薦骨1～2次（第47頁）。
- 適度攝取水分。
- 出現疼痛與不適時請早日就醫或熱敷改善，不可放任不管。

【衣・從外部保暖】

提高「生熱力」，做好禦寒對策

注意以下三點，就能在日常生活中預防虛寒，溫暖身體。

❶泡澡——坐在浴缸裡，先從半身浴開始泡起，再慢慢泡到全身，確實溫暖身體。此外，泡澡後一定要喝水，補充流失的水分。

❷利用衣物調節體溫——衣物可以調節身體散熱的效能，幫助維持恆定體溫。外出時不妨準備好帽子、圍巾、披肩或外套，可視實際需求穿戴。

❸避免吹冷氣導致手腳冰冷——長時間待在辦公室等有空調的場所時，不妨穿上肚圍或具有保暖效果的內衣褲，避免身體受寒。

1 悠閒泡澡，溫暖身體

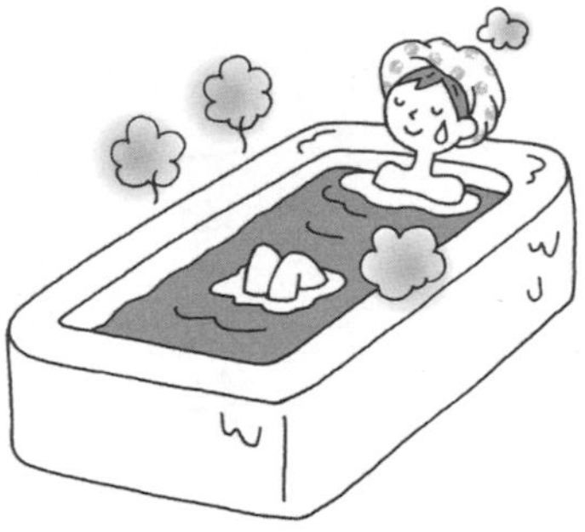

泡澡不只能溫暖身體，還能促進排汗。熱水溫度可依個人喜好調整，不過溫度太高的熱水會造成身體負擔，最好還是泡溫水澡。但體溫較低的人不容易出汗，所以水溫可以調高一些。

2 利用衣物保暖！

身體有一成的熱氣會從頭部流失，氣溫較低的日子或到寒冷地區時，請務必穿戴帽子與圍巾，預防體溫降低。此外，穿太緊身的內衣、衣服，或是高跟鞋、不合腳的鞋子，都會阻礙血液循環，導致身體虛寒。

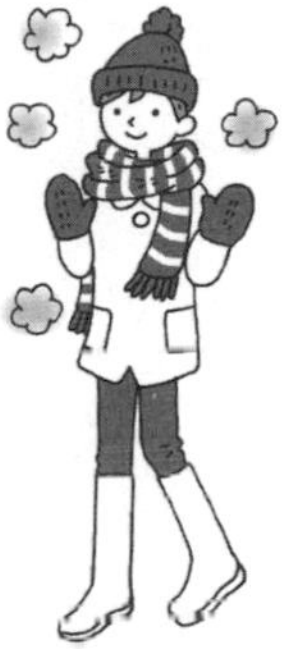

3 直擊「體內溫度」，夏天更要注意體內受寒！

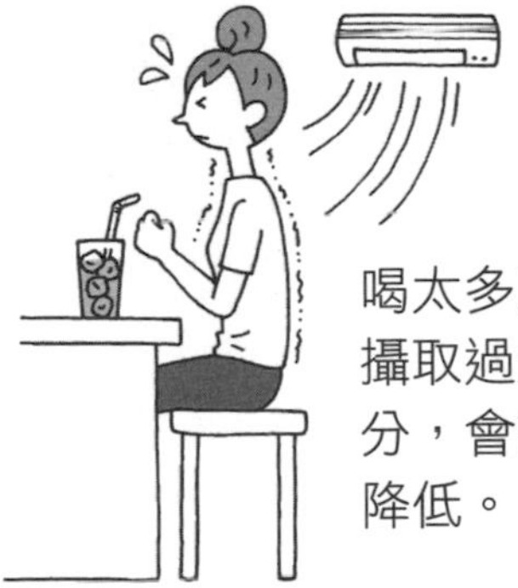

喝太多冷飲或攝取過量的水分，會讓體溫降低。

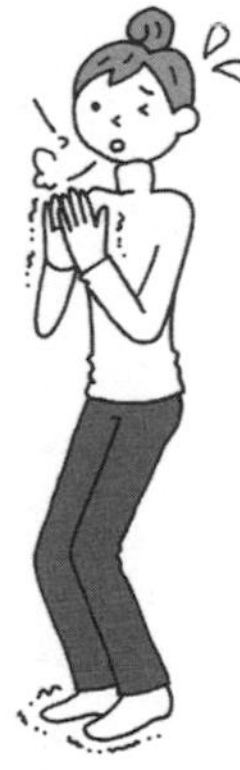

手腳冰冷的人血液循環比較差，請做好萬全禦寒對策！

夏 腰部與腹部容易受寒

冬 手腳末梢容易冰冷

「吃太多、吃太鹹」也會讓內臟變寒冷

下列三個飲食習慣與體溫息息相關。

❶水分補給——攝取過多水分會導致體溫低下，但如果水分不足又會導致血液濃度增加，血液循環變差，也是造成體溫低下的主要原因。

❷鹽分補給——鹽分能「溫暖身體」，完全不攝取鹽分會讓身體虛寒，全身新陳代謝低下。

❸飲食分量——吃太多會使得血液迅速聚集於腸胃，流入骨骼肌與大腦的血液供應量就會減少，造成體溫下降的結果。

【生熱飲食】三大法則

水　分　水喝太多，反而使身體更虛寒

水分攝取與體溫高低息息相關，建議每天最少攝取1.5公升的水分，其中包括從飲食中攝取的水分。

基本上「覺得渴的時候，再喝水」就可以，不過高齡族群對於身體反應的感覺較慢，即使口渴也很難察覺，最好隨時少量勤於補充水分。補充水分時，一定要避免喝太多冷飲。這並不是強迫大家夏天也要喝熱飲，不過還是要盡量喝常溫水。

鹽　分　早上喝味噌湯，讓手腳更溫暖

雖說減少鹽分攝取量有益身體健康，但過度減鹽反而會導致新陳代謝低下，引起自律神經失調和低體溫症。

人在呼吸時會不斷產生二氧化碳，鹽分可以中和二氧化碳，預防血液變成酸性，具有極重要的功用。尤其是每個人早上的體溫最低，體內水分量也最少，此時一定要確實補充水分與鹽分。從這點來看，早上喝味噌湯，就是最好的「提高體溫飲食」。

飲食分量　邁入中年後，「少吃」能讓身體更健康

每個人的食量不同，無法訂定制式的食物分量，唯一可以確定的是，吃太多會讓肝臟忙於消化食物，無法投注更多心力生產熱量，因此會降低身體的生熱力，所以人在邁入中年後應降低食量，才能維持身體健康。偶爾找一天完全不進食，讓內臟休息，也是不錯的方法。

【動・提高熱生產力】

強化「下半身肌力」，體溫上升最快！

鍛鍊肌肉可以幫助提高體溫，遵守下列三步驟，慢慢鍛鍊出結實的肌群。

❶勤散步活動腿部肌肉——下半身肌肉佔全身肌肉的七到八成，走路可以運用到腿部肌肉，提高體溫。

❷增加身體柔軟度——身體僵硬會導致血液循環變差，體溫下降。勤做伸展操維持關節與肌肉的柔軟度，不僅能促進日常的身體活動，也能提升運動效果。

❸強化肌力——運動有助於調整自律神經，幫助調節體溫。關鍵在於持之以恆，維持適度的運動量，不要過度勉強。

有效提高體溫的【三大肌力訓練】

只要坐在椅子上，就能強化下半身肌肉。腰部與膝蓋無力的讀者，請酌量運動，不要勉強。

Pose 1

抬膝運動

緩慢抬高與放下膝蓋，避免產生反作用力。8 下為 1 組，每次做 1~3 組。

Point 這項運動可以強化腹肌群與腰大肌。膝蓋無力的人可左右兩邊輪流做，感到疼痛時，請調整膝蓋抬起的高度。

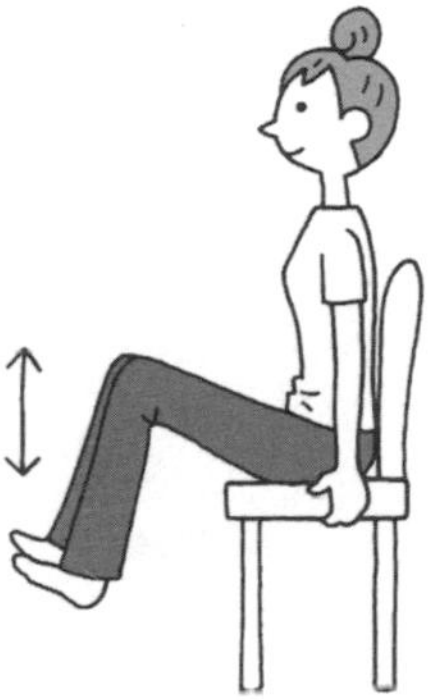

Pose 2

伸直膝蓋

輪流伸直左右兩腳膝蓋，速度要緩慢，維持伸直姿勢 8 秒，再慢慢回復原來位置。

Point 鍛鍊股四頭肌和脛骨前肌等大腿前方肌肉。

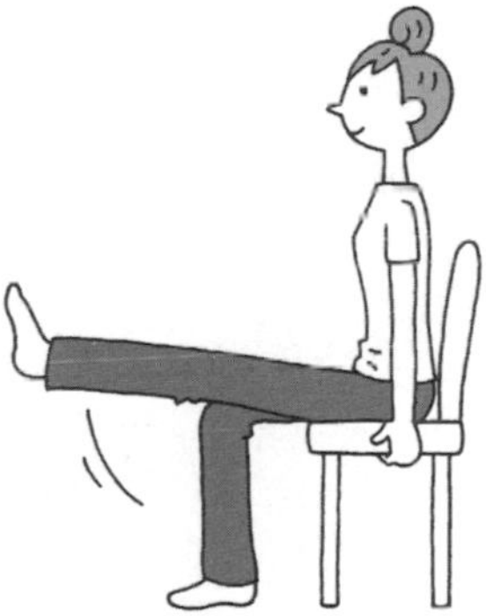

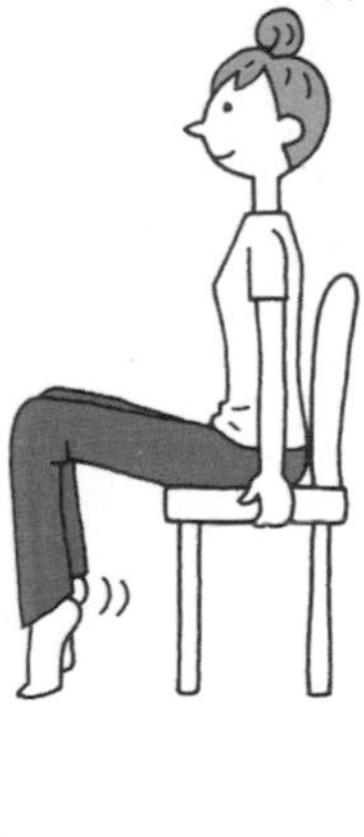

Pose 3

踮腳運動

腳尖著地，踮起腳跟，再慢慢回到原來位置。

Point 此動作可以強化小腿肚肌肉。將手放在膝蓋上，踮起腳跟時輕輕往下壓，即可增加運動負荷量。

正面

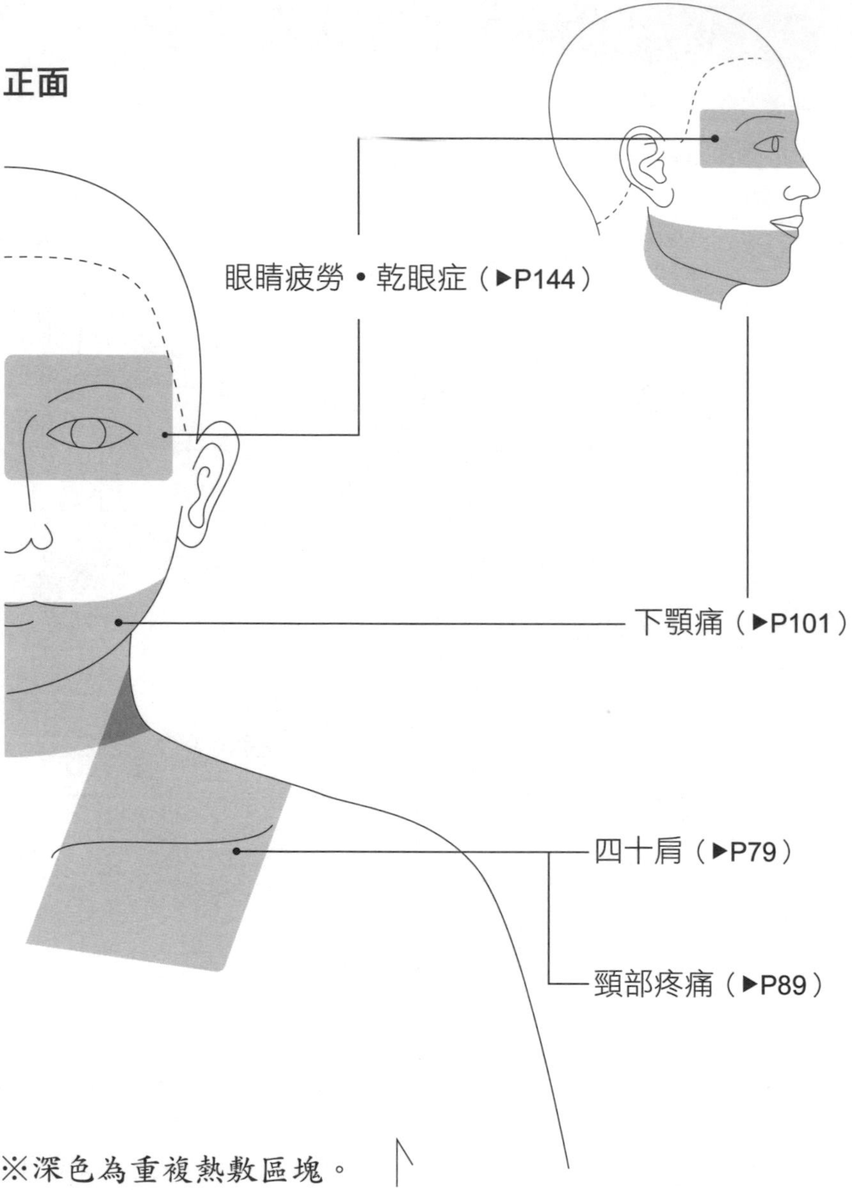

※深色為重複熱敷區塊。
詳情請參閱各種疼痛與症狀的解說頁面。

熱敷急救點速查表❶

頭部～肩膀周邊

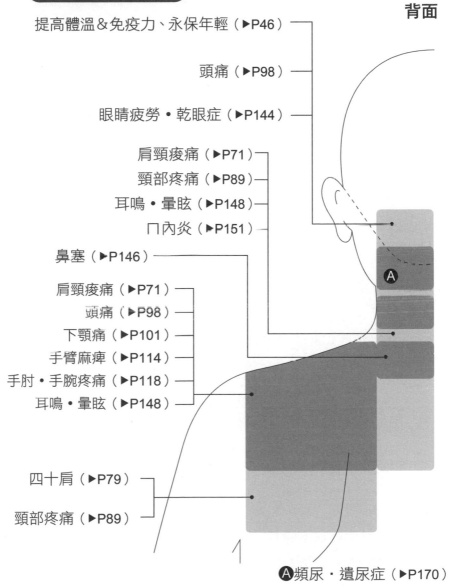

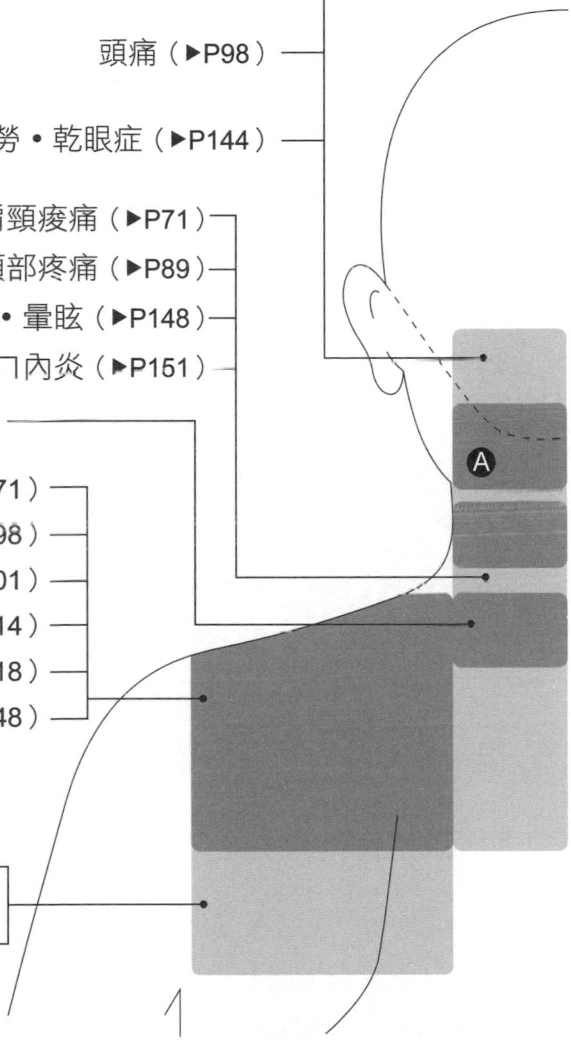

※深色為重複熱敷區域。
詳情請參閱各種疼痛與症狀的解說頁面。

正面

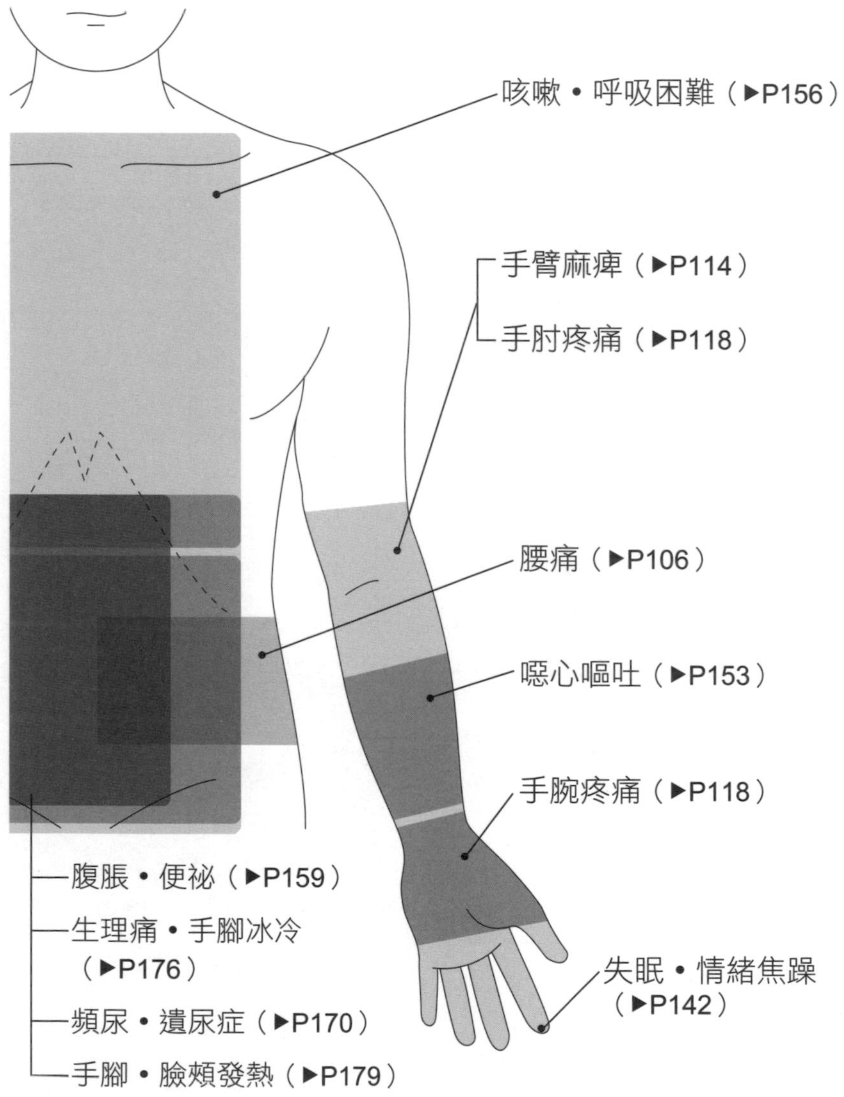

熱敷急救點速查表❷

胸部・腹部・背部・腰部・手腕

背面

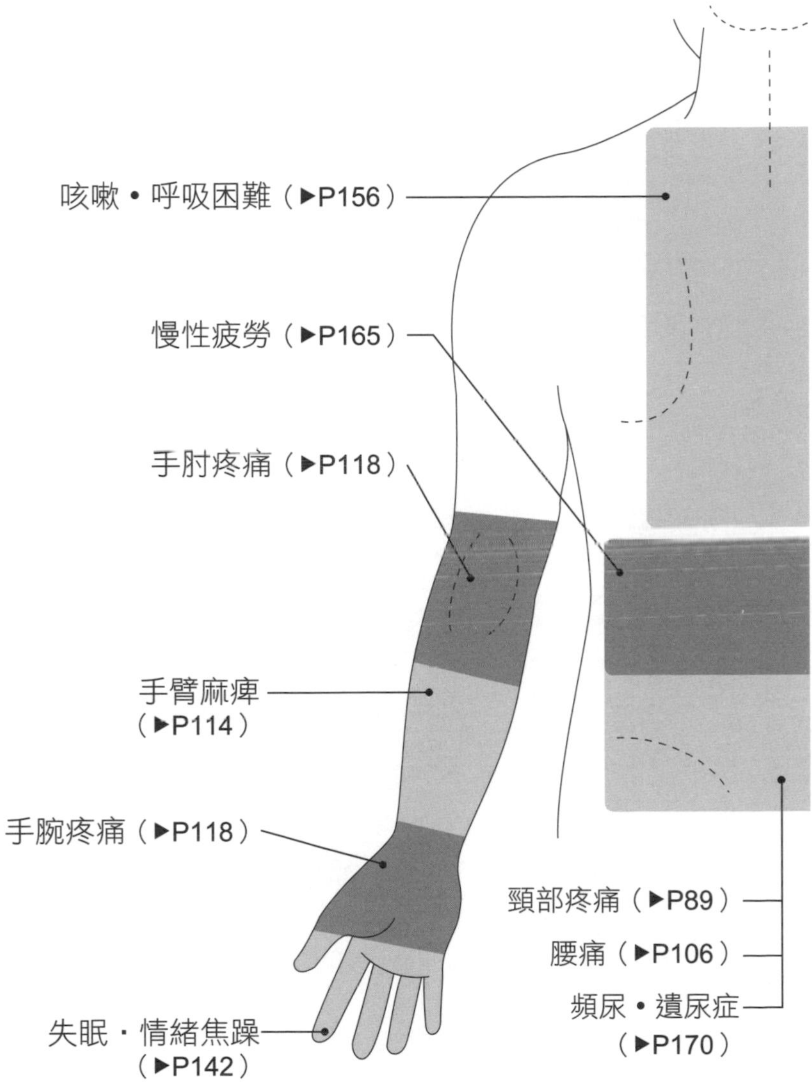

正面

※深色為重複熱敷區域。
詳情請參閱各種疼痛與症狀的解說頁面。

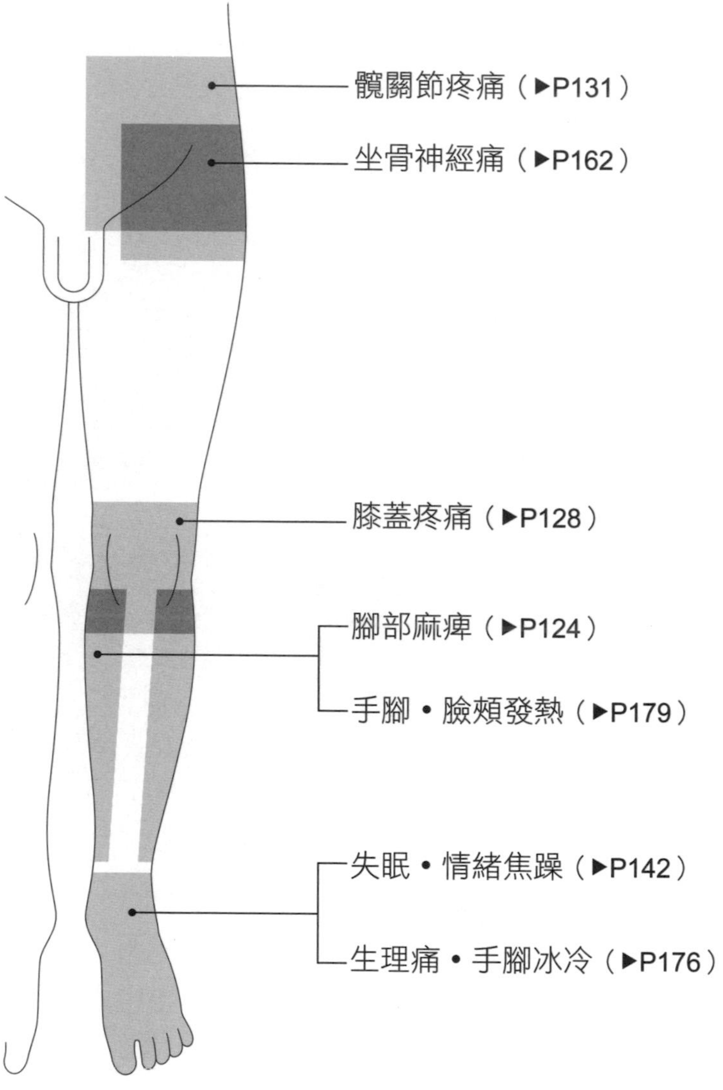

熱敷急救點速查表❸

下半身

背面

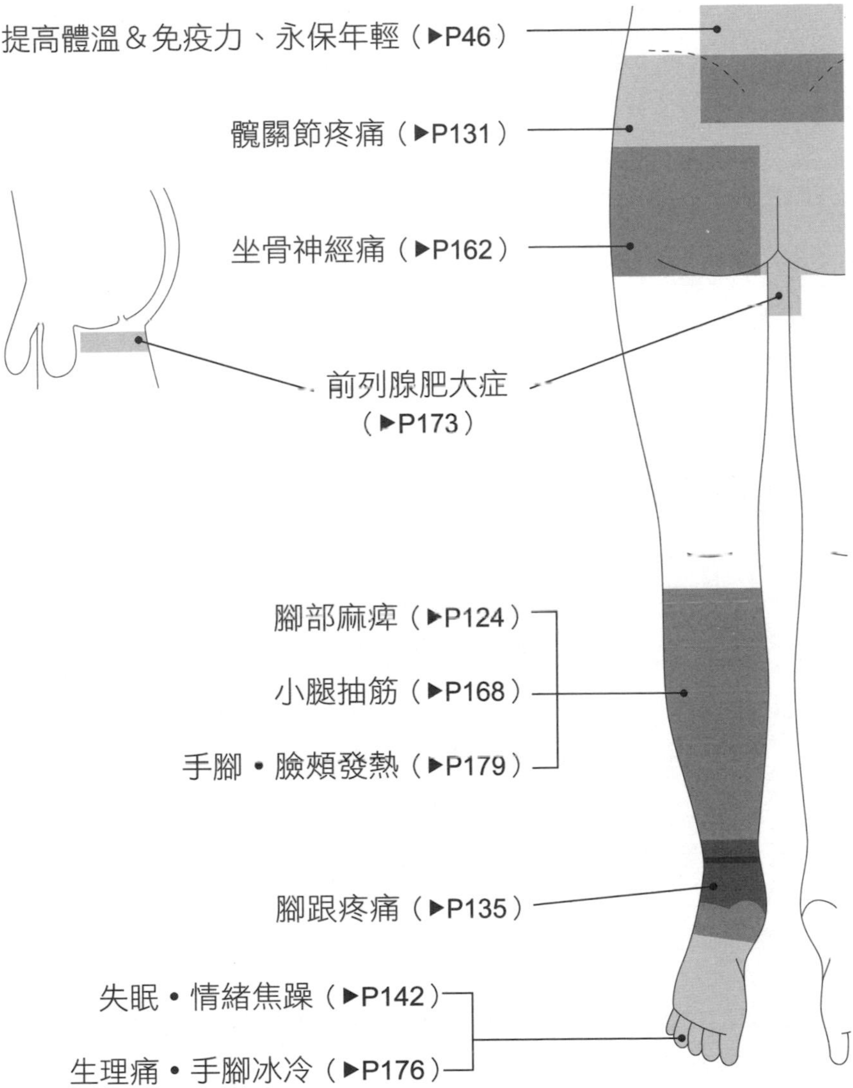

【頸部・肩膀】肌肉圖鑑

頸部與肩膀周遭有許多肌肉，負責固定肩頸位置或幫助肩頸活動。各位不用牢記每條肌肉的名字，只要記得肌肉生長的位置與功用即可。感覺疼痛或僵硬的肌肉代表平時負擔最大，勤做伸展操或運動紓緩肌肉緊張，更能提升神奇熱敷法的效果。

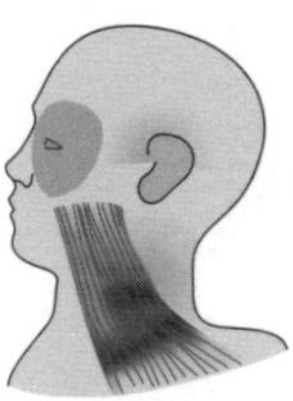

●頸闊肌

覆蓋下巴到頸部前方的肌肉，負責控制表層與頸部動作。

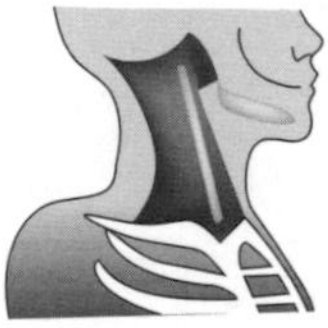

●胸鎖乳突肌

從胸骨穿過鎖骨，一直延伸到耳朵內側「乳突」肌肉。負責控制頸部的屈曲與旋轉等動作。

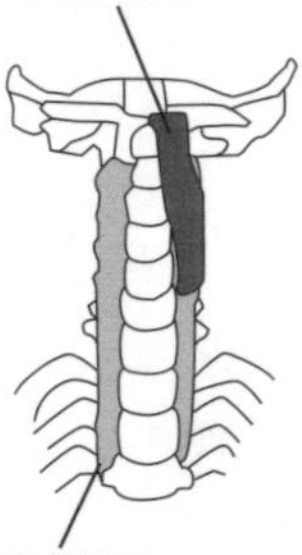

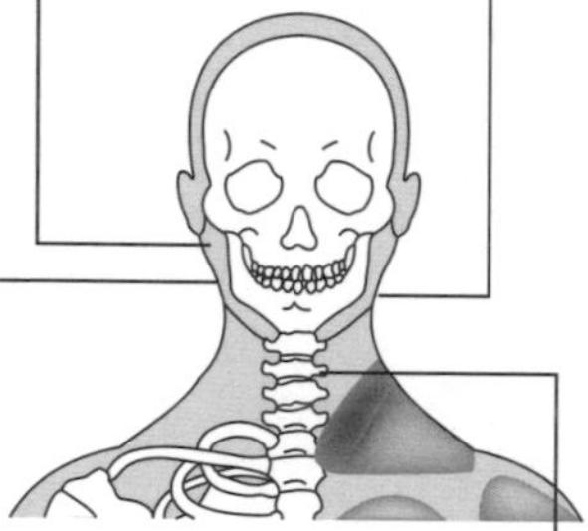

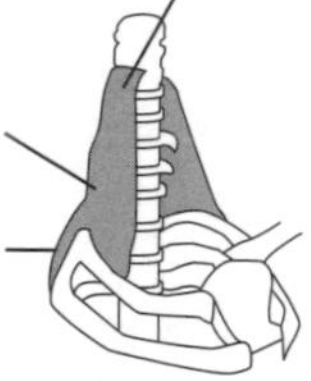

●頸部椎前肌

通過頸椎前方的頭長肌與頸長肌之總稱。收縮單側肌肉可旋轉頭部，收縮兩側肌肉可讓頭部往前傾。

●斜角肌

前斜角肌、中斜角肌與後斜角肌等三條肌肉，是連接頸椎旁突出處與肋骨的肌肉，還有連接手臂的血管與神經貫穿其間，這三條肌肉僵硬除了會導致頸部痠痛外，還會引起頭痛和手臂麻痺等問題。

上述肌肉皆位於頸椎與脊椎兩側，負責維持身體姿勢並促進頸部、肩膀和手臂動作。

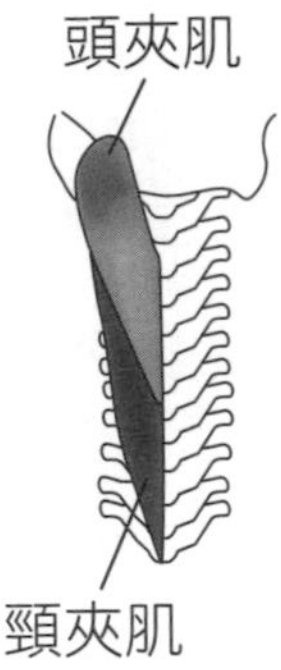

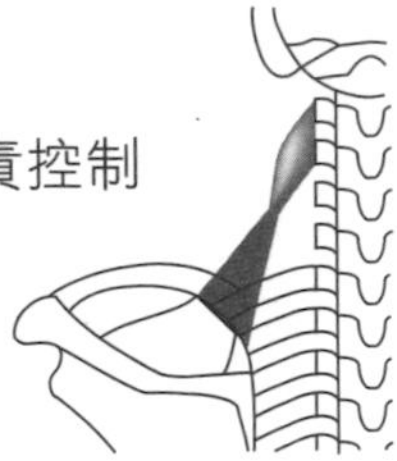

●頭夾肌・頸夾肌

頭夾肌和頸夾肌是成對的肌肉，負責控制頭往後仰的動作，主司頸部神經。

●提肩胛肌

這是縮肩時會用到的肌肉，負責提起或往下方旋轉肩胛骨。與斜方肌皆為導致肩膀痠痛的主要肌肉。

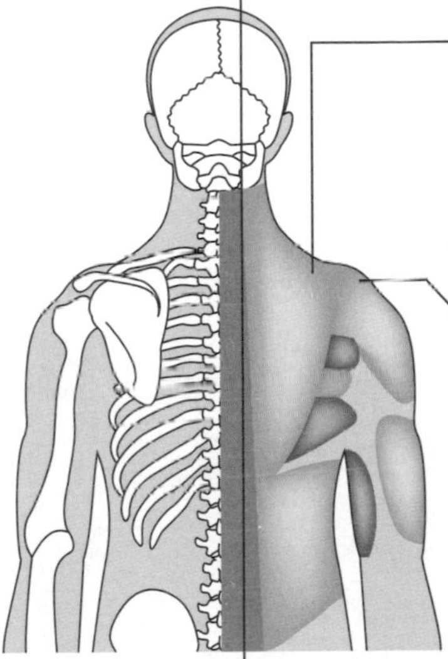

●斜方肌

與肩膀痠痛緊密相關，是位於背部最外層的大型肌肉。肩膀的各種動作幾乎都要運用到斜方肌，而且不論是否產生動作，都要負責維持胸部姿勢。

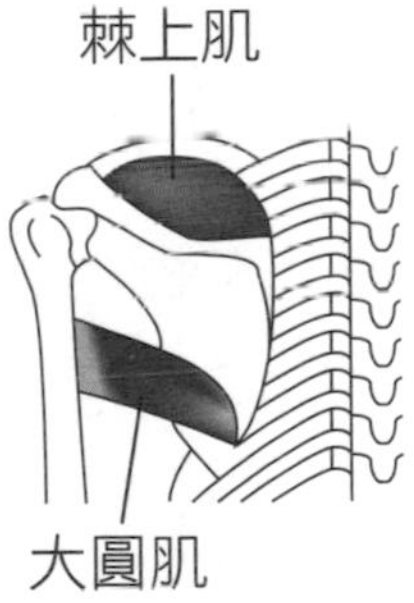

●棘上肌

主司「旋轉」動作的肌肉群之一。負責協助肩膀從事各種運動，拉提與外轉肩胛骨。

●大圓肌

從肩胛骨下方往肱骨、腋下延伸的肌肉，主司肩膀內轉、內旋與伸展等動作。

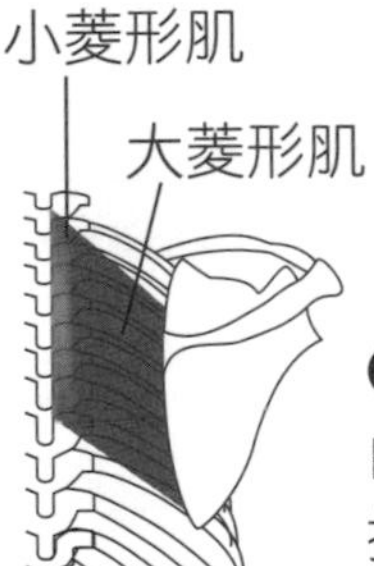

●菱形肌

由大小兩條肌肉組成，連接脊椎與肩胛骨，小幅度拉提或後縮肩胛骨時會用到這條肌肉。

【腰部】肌肉圖鑑

背部與腹部負責支撐腰部的大小肌肉高達二十多種。每條肌肉不僅各司其職，包括維持姿勢、活動腰腿與保護內臟等，也互相合作，共同分擔施加在腰部的力量。接下來介紹與腰痛息息相關的各種肌肉。

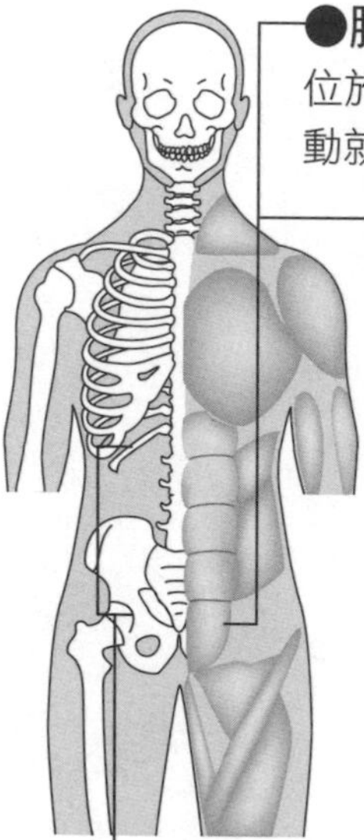

●腹直肌

位於身體外側的表層肌肉，一般「鍛鍊腹肌」的運動就是在強化腹直肌。

●腹外斜肌

負責從事扭腰、往旁邊彎腰等動作的肌肉。由於生活中很少使用到，因此肌力較容易衰退。

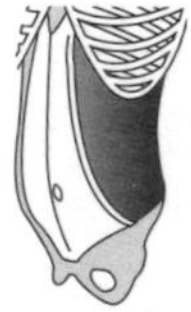

●腹內斜肌

與腹外斜肌相應成對，互相牽動的肌肉。位於腹外斜肌的內側。

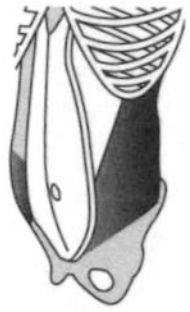

●腹橫肌

負責保護內臟、支撐腰部，發揮「馬甲」功能的肌肉。雖是重要肌肉，但一般的肌力訓練不容易鍛鍊到。

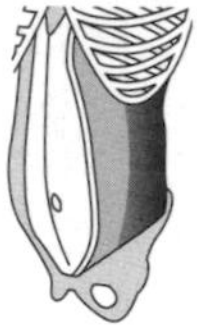

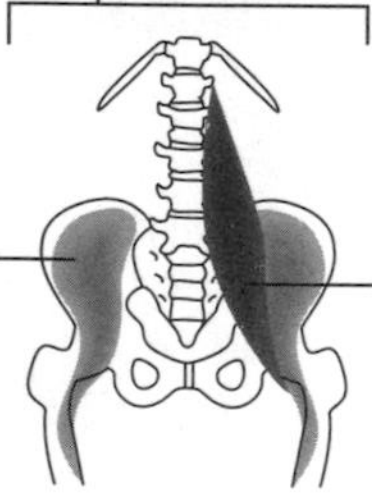

●腰大肌

負責維持腰部的穩定性。維持姿勢或伸展彎曲髖關節時，是相當關鍵的肌肉。

●髂肌

連結骨盆與大腿根部的肌肉，負責維持骨盆的正確位置＝維持身體姿勢。

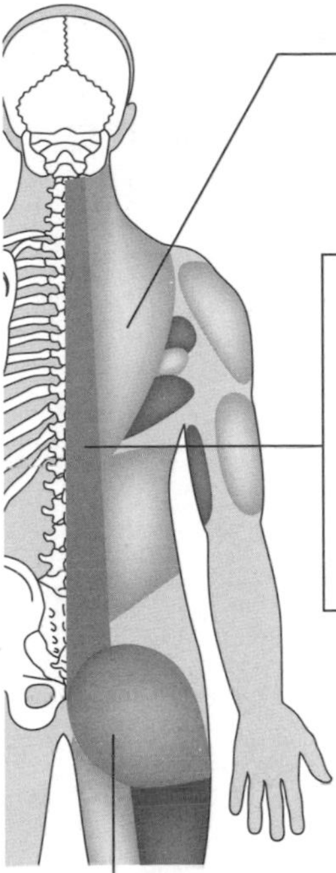

●**背闊肌**

背闊肌是面積最大的背部肌肉。主司肩膀往後扳的動作，也負責維持肩膀動作、支撐腰部。

●**豎脊肌**

位於背闊肌下方，沿脊椎兩側延伸的深層肌肉。從身體外側可分成「髂肋肌」、「最長肌」與「脊柱胸肌」等三條肌肉，是維持身體姿勢時最重要的肌肉。

●**腰方肌**

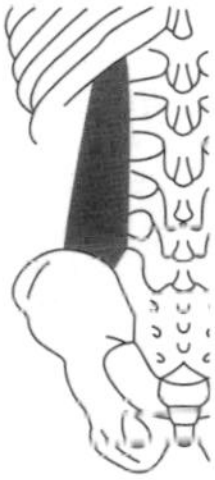

連結骨盆、腰骨與最後一根肋骨的肌肉，負責穩定骨盆，協助上半身往後方或往旁邊彎曲。當腰方肌受傷或肌力衰退時，就容易閃到腰。

●**臀大肌**

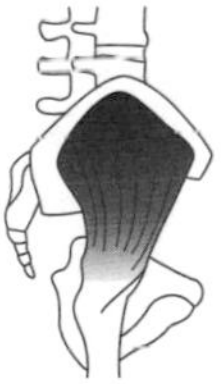

位於臀部最外側的大型肌肉，由下方支撐骨盆並保護腰部，也是形成臀線的重要肌肉。

●**臀中肌**

位於臀大肌下方、臀小肌上方的肌肉，主要作用是往外旋轉腿部，穩定步行時的骨盆位置。臀中肌無力時，很容易導致腰痛。

●**臀小肌**

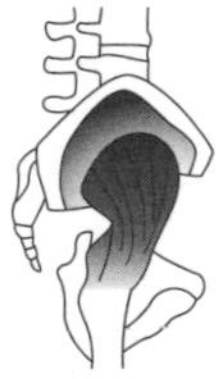

所有臀部肌肉中最深層的肌肉。腰痛或坐骨神經痛的患者，通常都起因於臀小肌緊繃或無力。

勤做下壓薦骨操（第110頁）有助鍛鍊上述肌肉，改善腰痛並矯正身體姿勢。

【腿部】肌肉圖鑑

腿部肌肉無力就無法維持身體姿勢，日常生活的小動作也會使得身體搖搖晃晃。也就是說「只要雙腿有力」身體就會充滿活力。由於腿部有許多肌肉，只要減輕疼痛或麻痺等症狀，就能促進身體活動。每天勤散步或從事輕度體操，都有助於鍛鍊腿部肌肉。

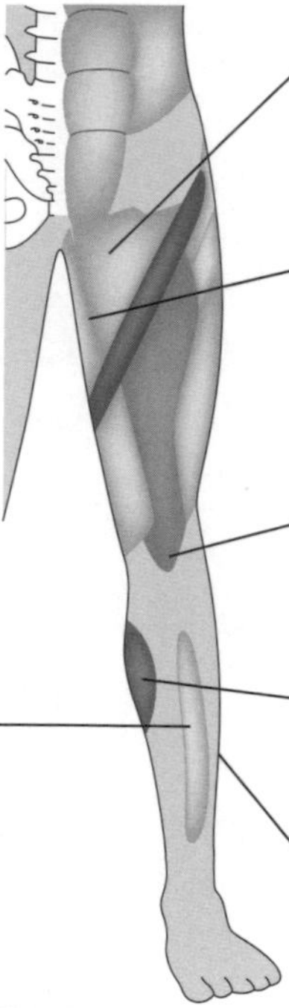

●股四頭肌

三百六十度支撐大腿骨的大腿肌肉（腿後腱肌群），是全身最有力且最大的肌肉。

●內收肌群

閉合雙腿時運用到的肌肉。當內收肌群無力，就容易有 O 型腿與小腹突出。

●膝蓋韌帶

連接膝蓋與小腿骨（脛骨）的韌帶。

●腓腸肌

與比目魚肌相應互動的小腿肌肉，彎曲膝蓋與踮腳時都會運用到這條肌肉。

●伸趾長肌

負責伸直或彎曲大拇趾之外的四根腳趾。

肌肉與神經一直延伸到腳背和趾尖，增加腳趾和腳踝動作的柔軟度，有助於活化小腿肚等腿部肌肉作用，進而改善並預防疼痛與麻痺症狀。

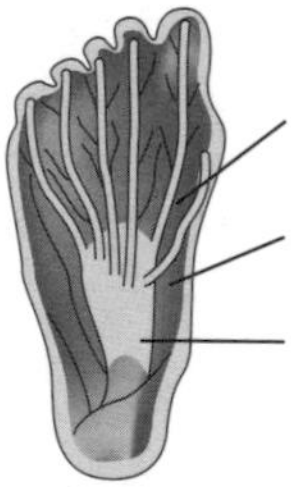

●脛骨前肌

負責屈曲與伸直腿部等動作。

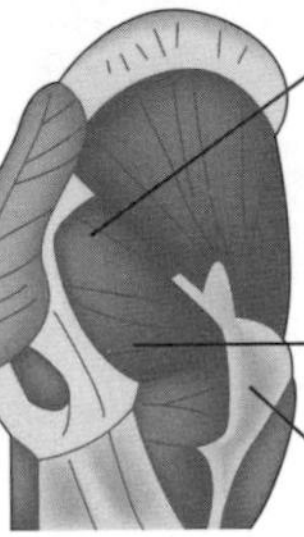

●梨狀肌

主要作用於髖關節到腳尖朝外轉時。梨狀肌僵硬會壓迫通過其下方的坐骨神經，導致腿部疼痛與麻痺（梨狀肌症候群）。

●閉孔肌

大腿朝外打開時需要用到的肌肉。

●大轉子

位於髖關節與大腿骨外側最突出的部位。大轉子歪斜會影響腿部動作、身體姿勢，甚至肩關節。大轉子與薦骨都是矯正骨盆歪斜的重要關鍵。

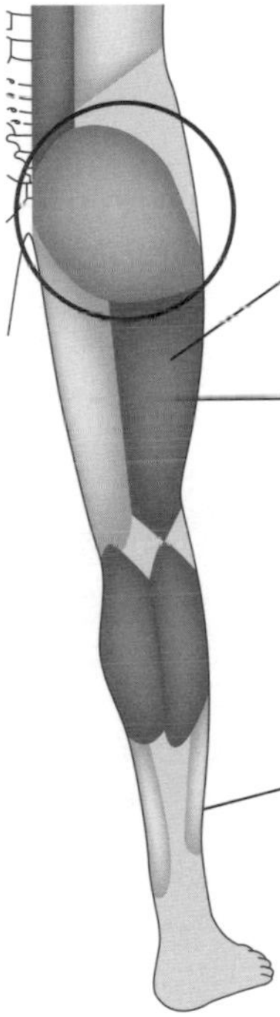

●股二頭肌

覆蓋整個大腿內側，抬腿時需要股二頭肌的力量。股二頭肌僵硬也會導致腰痛。

●半腱肌
●半膜肌

這兩條肌肉與膝蓋動作息息相關，是大腿內側的主要肌肉。

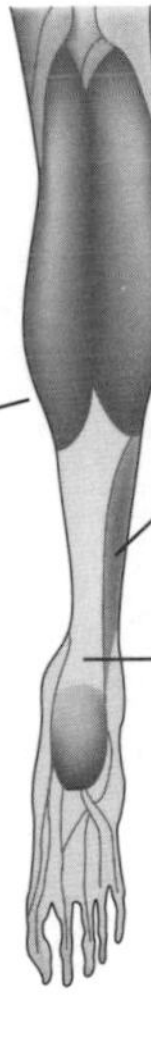

●比目魚肌

由於上方與呈V字型的腓腸肌重疊，故統稱為小腿三頭肌。

●阿基里斯腱

附著於腳跟骨骼的腓腸肌和比目魚肌，是主導步行和運動的重要肌腱。雖是人體最有力且最大的肌腱，可是一旦受傷就很難復原。

HealthTree 健康樹系列039

一條毛巾治好痠痛！【全圖解】神奇熱敷法

首・肩・ひざの痛みは「たった1本のタオル」で治る！
慢性痛が消える「温か療法」

原　　著	吉田始史
監　　修	高松和夫
內文插畫	水口淳子、グァバ・ローナ（AMI）、Asahi Media International Inc.
譯　　者	游韻馨
主　　編	陳鳳如
執行編輯	洪曉萍
封面設計	張天薪
內文排版	菩薩蠻數位文化有限公司

出版發行	采實出版集團
業務部長	張純鐘
企劃業務	張世明、楊筱薔、王珉嵐
會計行政	賴思蘋、孫瑩珊
法律顧問	第一國際法律事務所 余淑杏律師
電子信箱	acme@acmebook.com.tw
采實官網	http://www.acmestore.com.tw/
采實臉書	http://www.facebook.com/acmebook01

ISBN	978-986-5683-24-5
定　　價	280元
初版一刷	2014年11月27日
二版一刷	2014年12月15日
劃撥帳號	50148859
劃撥戶名	采實文化事業股份有限公司 104台北市中山區南京東路二段95號9樓 電話：（02）2511-9798 傳真：（02）2571-3298

國家圖書館出版品預行編目資料

一條毛巾治好痠痛！【全圖解】神奇熱敷法／吉田始史作；游韻馨譯. - - 初版. - -
臺北市：采實文化，民103.11　面；　公分. --（健康樹系列；39）
譯自：首・肩・ひざの痛みは「たった1本のタオル」で治る！ 慢性痛が消える「温か療法」
ISBN 978-986-5683-24-5（平裝）

1.自然療法 2.體溫 3.健康法

411.75　　103018754

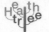

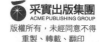

廣	告	回	信
台北郵局登記證			
台北廣字第03720號			
免	貼	郵	票

采實文化 ACME PUBLISHING 采實文化事業股份有限公司

104台北市中山區南京東路二段95號9樓

采實文化讀者服務部　收

讀者服務專線：02-2511-9798

全圖解

一條毛巾治好痠痛

神奇熱敷法

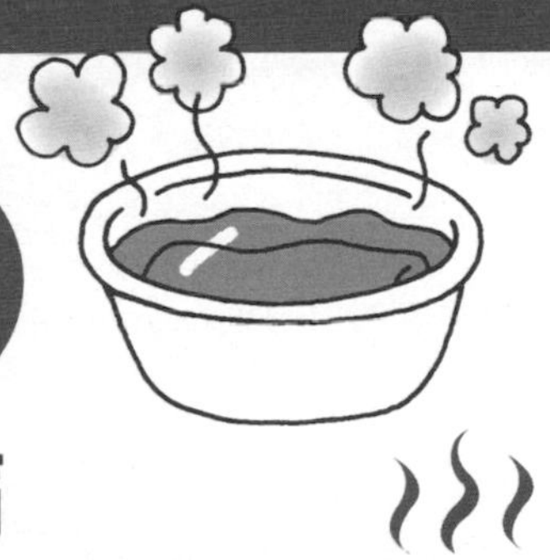

吉田始史◎著　高松和夫◎監修　游韻馨◎譯

Health Tree
HealthTree
健康樹 系列專用回函

系列：健康樹系列039
書名：一條毛巾治好痠痛！【全圖解】神奇熱敷法

讀者資料（本資料只供出版社內部建檔及寄送必要書訊使用）：

1. 姓名：
2. 性別：□男 □女
3. 出生年月日：民國 年 月 日（年齡： 歲）
4. 教育程度：□大學以上 □大學 □專科 □高中（職） □國中 □國小以下（含國小）
5. 聯絡地址：
6. 聯絡電話：
7. 電子郵件信箱：
8. 是否願意收到出版物相關資料：□願意 □不願意

購書資訊：

1. 您在哪裡購買本書？□金石堂（含金石堂網路書店） □誠品 □何嘉仁 □博客來
□墊腳石 □其他：________________（請寫書店名稱）
2. 購買本書日期是？____年____月____日
3. 您從哪裡得到這本書的相關訊息？□報紙廣告 □雜誌 □電視 □廣播 □親朋好友告知
□逛書店看到□別人送的 □網路上看到
4. 什麼原因讓你購買本書？□對主題感興趣 □被書名吸引才買的 □封面吸引人
□內容好，想買回去做做看 □其他：____________________（請寫原因）
5. 看過書以後，您覺得本書的內容：□很好 □普通 □差強人意 □應再加強 □不夠充實
6. 對這本書的整體包裝設計，您覺得：□都很好 □封面吸引人，但內頁編排有待加強
□封面不夠吸引人，內頁編排很棒 □封面和內頁編排都有待加強 □封面和內頁編排都很差

寫下您對本書及出版社的建議：

____

____

寄回函，抽好禮！

將讀者回函填妥寄回，就有機會得到精美大獎。

活動截止日期：2015 年 1 月 30 日（郵戳為憑）

得獎名單公布：2015 年 2 月 10 日公布於采實 FB

http：//www.facebook.com/acmebook01

（三樂事Sunlus 提供）

❶ 三樂事智慧型肩頸熱敷柔毛墊市價 2980 元（1 名）

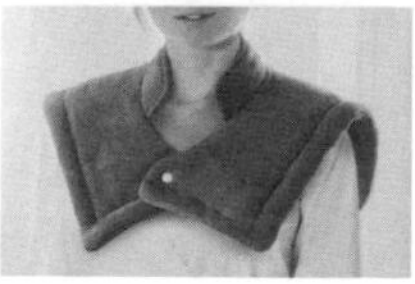

❷ 三樂事暖暖多功能足溫器市價 2980 元（1 名）

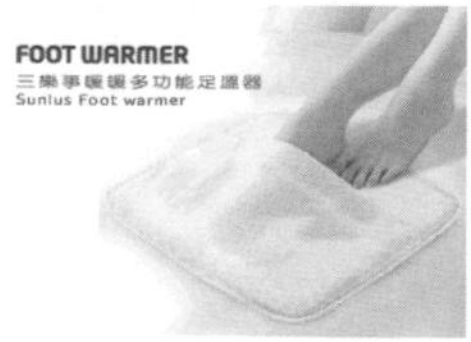